全国医药职业教育药学类专业特色教材

（供药学类、食品药品类及相关专业用）

中药制剂检测技术实训

主　编　牛晓东　张如超

主　审　谢庆娟

副主编　曾　雪　冉启文

编　者（以姓氏笔画为序）

王丽娟（重庆医药高等专科学校）

牛晓东（重庆医药高等专科学校）

甘淋玲（重庆医药高等专科学校）

石　磊（重庆医药高等专科学校）

冉启文（重庆医药高等专科学校）

张亚红（重庆医药高等专科学校）

张如超（重庆医药高等专科学校）

钟文武（重庆医药高等专科学校）

徐颖倩（重庆医药高等专科学校）

彭　越（西南药业股份有限公司）

曾　雪（重庆医药高等专科学校）

谭　韬（重庆医药高等专科学校）

中国健康传媒集团

中国医药科技出版社

内 容 提 要

本教材为"全国医药职业教育药学类专业特色教材"之一。全书以中药制剂质量检验为主要内容，包括中药制剂检测技术实训基本要求与基本技能、专项检验、综合实训、附录四部分。本教材按照中药学和中药制药技术专业人才培养方案要求，结合实际情况，共收载实训项目 21 个。该教材主要用于中药学和中药制药技术专业学生实践教学，也可以作为相关专业学生和社会人员学习中药制剂检验的参考书。

图书在版编目（CIP）数据

中药制剂检测技术实训 / 牛晓东，张如超主编 .—北京：中国医药科技出版社，2018.9
全国医药职业教育药学类专业特色教材
ISBN 978-7-5214-0436-4

Ⅰ . ①中⋯　Ⅱ . ①牛⋯ ②张⋯　Ⅲ . ①中药制剂学－检验－高等职业教育－教材
Ⅳ . ① R283

中国版本图书馆 CIP 数据核字（2018）第 210711 号

美术编辑　陈君杞
版式设计　南博文化

出版　**中国健康传媒集团** | 中国医药科技出版社
地址　北京市海淀区文慧园北路甲 22 号
邮编　100082
电话　发行：010-62227427　邮购：010-62236938
网址　www.cmstp.com
规格　787 × 1092mm $\frac{1}{16}$
印张　8
字数　128 千字
版次　2018 年 9 月第 1 版
印次　2018 年 9 月第 1 次印刷
印刷　三河市双峰印刷装订有限公司
经销　全国各地新华书店
书号　ISBN 978-7-5214-0436-4
定价　**20.00 元**

前　言

本教材依据国家药品标准、国家职业标准及药学类专业教学计划和教学大纲编写而成，以中药制剂质量检验的项目、内容、方法及关键技术为主要内容，突出实际操作，注重培养学生的职业能力、实践能力、创新能力和综合应用能力，具有较强的科学性、实用性、可操作性和先进性。包括中药制剂检测技术实训基本要求与基本技能、中药制剂的专项检验、中药制剂的综合实训、附录四部分内容。第一部分，中药制剂检测技术实训基本要求与基本技能，包括中药制剂检测技术实训的基本要求、实训室安全操作规程、实训记录和报告以及《中国药典》（2015年版）有关专用术语及规定和中药制剂的取样与供试品溶液的制备等内容；第二部分，中药制剂的专项检验，主要涵盖中药制剂的鉴别、检查和含量测定等内容；第三部分，综合实训，包括中药制剂从性状、鉴别、检查到含量测定的所有内容；第四部分，附录，包括药品抽样记录及凭证、药品检验原始记录、药品检验报告书和实训评价等。本实训教材按照中药专业人才培养方案要求，结合学校实际情况，共收载实训项目21个，按照高职高专学生的认知规律，从简单到复杂，从单向检验到多项检验、从基础实验到综合实训，循序渐进地培养学生对中药制剂检测的基本技能和综合能力，同时也注重对学生职业素养的培养。该教材主要用于全国高职高专院校药学类专业学生教学使用，也可以作为相关专业学生和社会人员学习中药检测的参考书。

本教材在编写过程中，得到了重庆医药高等专科学校谢庆娟教授的支持和帮助以及药物分析教研室全体同仁的鼓励，在此一并表示衷心的感谢。

由于编写时间仓促，编写人员水平有限，书中存在不足之处在所难免。希望广大师生在使用过程中提出宝贵意见，以便修订和完善。

编　者

2018年1月

目 录

| 第一部分 |

基本要求与
基本技能

中药制剂检测技术是以中医药理论为指导，以国家药品标准为依据，应用现代分析的理论和方法，全面检验和控制中药制剂质量的一门综合型应用技术。中药制剂检测技术的操作技术是学生必须掌握的技能，所以实训课程是中药制剂检测技术教学中不可缺少的组成部分。通过实训课的学习，使学生能够具备扎实的基本实训技能，包括中药的鉴别、杂质检查、含量测定以及常用分析仪器的操作技术等，能够依据药品质量标准对目前主要中药质量进行控制。

中药制剂检测技术实训是中药检测技术课程的重要组成部分，扎实的基本实训操作技能是完成中药检验的必备条件。通过实训验证基本理论，加深对专业知识的理解，正确掌握药典中各种分析方法的原理及应用，熟练掌握中药检验的基本操作技术及各种仪器的使用方法，全面了解中药检验工作的基本程序，养成严肃认真、实事求是的科学态度和工作作风，初步具备独立开展中药检测技术工作的能力。

一、中药制剂检测技术实训基本要求

1. 课前要做好预习，明确本次实训的目的、原理和操作要点，熟悉实训内容和主要步骤，预先安排好实训进程，结合理论知识，推导实训中涉及的计算公式，估计实训中可能会出现的问题并思考合理的解决办法。

2. 实验时要身着长袖、过膝的实验服，禁止穿拖鞋、大开口鞋、凉鞋及底部带铁钉的鞋。长发（过衣领）必须束起或藏于帽内。实验室内严禁饮食、吸烟，一切化学药品严禁入口。

3. 实训中应仔细、认真，严格按实训规程操作，认真练习操作技术，细心观察实训现象，如实记录原始数据，虚心接受教师的指导。

4. 注意防止试剂及药品的污染，取用时应仔细观察标签和取用工具上的标识，杜绝错盖瓶盖或不随手加盖的现象发生。当不慎发生试剂污染时，应及时报告任课教师，以便处理。公用试剂、药品应在指定位置取用。取出的试剂、药品不得再倒回原瓶。未经允许不得擅自动用实训室任何物品。

5. 分析天平、分光光度计、酸度计等化学实验室中常用的精密仪器，使用时应严格按照规定进行操作。用后应拔去电源插头，并将仪器各部分旋钮恢复到原来位置。按仪器操作规程使用仪器，破损仪器应及时登记报损、补发。使用精密仪器时，需经教师同意，用笔登记签名，并在教师指导下使用。

6. 正确使用清洁液，注意节约用水，清洗玻璃仪器应遵守少量多次的原则，洗至玻璃表面不挂水珠。

7. 节约水、电、药品和试剂，爱护公物。可回收利用的废溶剂应回收至指定的容器中，不可任意弃去。腐蚀性残液应倒入废液缸中，切勿倒进水槽。

8. 实训完毕，应认真清理实验台面，实验用品洗净后放回原处，经教师同意后，方可离开。值日生还应负责清扫实训室公共卫生、清理公用试剂、清除垃圾及废液缸中污物，并检查水、电、门、窗等安全事宜。依据原始记录，按指定格式填写实训报告，并按规定时间上交实训报告。

二、实训室安全常识

在中药制剂检测实训中，常接触到有腐蚀性、毒性或易燃、易爆的化学药品以及各种仪器设备，如使用不当极易发生危险。在实训操作前应对各种药品、试剂的性质和仪器的性能进行充分了解，并且熟悉一般安全知识，必须严格遵守实训室各种安全操作制度。在实训中要时刻注意防火、防爆，发现事故隐患及时报告，不懂时不要擅自处理。

1. 防火知识

预防失火的措施主要如下。

（1）易燃物质应贮存于密闭容器内，并放在专用仓库阴凉处，不宜大量存放在实训室中；在实验中使用或倾倒易燃物质时，注意要远离火源；易燃液体的废液应倒入专用贮存容器中，不得倒入下水道，以免发生燃爆事故。

（2）加热乙醚、二硫化碳、丙酮、苯、乙醇等低沸点或中等沸点且易燃的液体时，应在通风橱中进行，最好使用水蒸气加热，或用水浴加热，并随时察看、检查，不得离开操作岗位，切记用直火或油浴加热。

（3）使用煤气灯时，应先将空气孔关闭，再点燃火柴。然后一边打开煤气开关，一边点火。禁止先打开煤气灯，再点燃火柴。点燃煤气灯后，调节火焰大小，用后立即关闭。

（4）身上或手上沾有易燃物质时，应立即清洗干净，不得靠近火源，以免着火。实训过程中一旦发生火灾，不要惊慌，先尽快切断电源或燃气源，再根据起火原因有针对性灭火。乙醇及其他可溶于水的液体着火时，可用水灭火；汽油、乙醚等有机溶剂着火时，用沙土扑灭，此时绝不能用水，否则反而扩大燃烧面；导线和电器着火时，应首先切断电源，不能用水和二氧化碳灭火器，应使用 CCl_4 灭火器灭火；衣服着火时，忌奔跑，应就地躺下滚动，或用湿衣服在身上抽打灭火。

2. 防爆知识

（1）易发生爆炸的操作不得对着人进行。

（2）在蒸馏乙醚时应特别小心，切勿蒸干，因为乙醚在室温时的蒸汽压很高，与空气或氧气混合时可产生过氧化物而发生猛烈爆炸。

（3）下列物质混合易发生爆炸：①高氯酸与乙醇；②高氯酸盐或氯酸盐与浓硫酸、硫黄或甘油；③高锰酸钾与浓硫酸；④金属钠或钾与水；⑤硝酸钾与醋酸钠；⑥氧化汞与硫黄；⑦磷与硝酸、硝酸盐或氯酸盐。

（4）使用氢气、乙炔等可燃性气体为气源的仪器时，应注意检查气瓶及仪器管道的接头处，以免漏气后与空气混合发生爆炸。

（5）某些氧化剂或混合物不能研磨，否则将引起爆炸，如氯酸钾、硝酸钾、高锰酸钾等。

3. 有腐蚀性、毒性试剂及药品使用知识

（1）浓酸、浓碱具有强腐蚀性，切勿溅在皮肤和衣服上。用浓 HNO_3、HCl、$HClO_4$、H_2SO_4 等溶解样品时，均应在通风橱中操作，禁止在实验台上直接进行操作。稀释浓硫酸时，应谨慎地将浓硫酸在不断搅拌的同时沿管壁缓缓倒入水中，切不可反向操作。不小心烫伤时，可先用大量水冲洗，然后用20％苏打溶液洗拭（酸腐蚀）、5％苏打溶液洗拭（氢氟酸腐蚀）、2％硼酸或醋酸溶液冲洗（碱类腐蚀）、热水或硫代硫酸钠溶液敷治（过氧化氢腐蚀）。

（2）苯酚有腐蚀性，可使皮肤呈白色烫伤，应立即将其除去，否则引起局部糜烂，治愈极慢。

（3）溴能刺激呼吸道、眼睛及烧伤皮肤。烧伤处应立即用石油醚或苯洗去溴液；或先用水洗，再用稀碳酸氢钠或硼酸溶液洗涤；或用 25％氨溶液–松节油–95％乙醇（1∶1∶10）的混合液涂敷处理。

（4）氰化钾、三氧化二砷、氯化汞、黄磷或白磷皆有剧毒，应严格按毒剧物品有关规定贮存、取用，切勿误入口中，使用后应及时洗手。如金属汞挥发性强，在体内易蓄积中毒，实验中切勿洒落在实训台面或地面上，一旦洒落，应立即用硫黄粉盖在洒落处，使汞转变为不挥发的硫化汞；氰化物不能与酸接触，否则会产生剧毒物氢氰酸。

（5）割伤是实验中常见的事故之一。为了避免割伤应注意以下几点：玻璃管（棒）切断时不能用力过猛，以防破碎；截断后断面锋利，应进行熔光；清扫桌面上碎玻管（棒）及毛细管时，要仔细、小心；将玻璃管（棒）或温度计插入塞子或橡皮管时，应先检查塞孔大小是否合适，并将玻璃管（棒）或温度计上沾少许水或用甘油润滑，再用布裹住后，逐渐旋转插入；拿玻璃管的手应靠近塞子，否则易使玻璃管折断，引起严重割伤。发生割伤事故要及时处理，取出伤口内的玻璃碴，用水洗净伤口，涂以碘酒或红汞药水，或用创可贴贴紧，严重者应立即送医院治疗。

（6）如发生烫伤，可在烫伤处抹上黄色的苦味酸溶液或烫伤软膏。严重者应立即送医院治疗。

4．用电安全知识

实训中应时刻重视用电安全，一般应注意以下几点。

（1）实训前应检查电线和电器设备有无损坏、绝缘是否良好，认真阅读使用说明书，明确使用方法，切不可盲目地接入电源，使用过程中要随时观察电器的运行情况。

（2）使用电器设备时，切不可用湿润的手去开启电闸和电器开关。凡是漏电的仪器不要使用，以免触电。

（3）使用烘箱和高温炉时，必须确认自动控制温度装置的可靠性，同时还需人工定时监测温度。

（4）水、电、煤气使用完毕后，应立即关闭。

三、实训记录与实训报告

实训过程中应尊重实训事实，及时做好完整而确切的原始记录，包括实训中的操作步骤、现象、数据等，不得编造或篡改。原始记录应直接记于实训报告本上，禁止记于纸条上、手上或其他地方后再誊写，也不允许暂记在脑子里等下一个数据一起记录。原始记录是实训报告的一部分，尊重原始记录是必要的科学作风。如记录有误，只能将写错处用双线划去，在旁边写上正确数据，并签更改者姓名，涂改的原始记录无效。记录内容一般包括供试药品名称、来源、批号、数量、规格、外观性状、包装情况以及检验中观察到的现象、检验数据等。记录实训数据时，保留几位有效数字应和所用仪器的准确程度一致。实训结束，应根据原始记录，写出实训报告。

四、《中国药典》（2015年版）有关专用术语及规定介绍

（一）溶解度是药品的一种物理性质。药品的近似溶解度以下列术语表示（表1-1）。

表1-1　溶解度名词术语说明

项目	说明
极易溶解	系指溶质1g（ml）能在溶剂不到1ml中溶解
易溶	系指溶质1g（ml）能在溶剂1~不到10ml中溶解
溶解	系指溶质1g（ml）能在溶剂10~不到30ml中溶解
略溶	系指溶质1g（ml）能在溶剂30~不到100ml中溶解
微溶	系指溶质1g（ml）能在溶剂100~不到1000ml中溶解
极微溶解	系指溶质1g（ml）能在溶剂1000~不到10000ml中溶解
几乎不溶或不溶	系指溶质1g（ml）在溶剂10000ml中不能完全溶解

〔试验法〕　除另有规定外，称取研成细粉的供试品或量取液体供试品，于（25±2）℃一定容量的溶剂中，每隔5分钟强力振摇30秒；观察30分钟内的溶解情况，如无目视可见的溶质颗粒或液滴时，即视为完全溶解。

（二）鉴别项下规定的试验方法，仅反映该药品某些物理、化学或生物学等性质的特征，不完全代表对该药品化学结构的确证。

（三）检查项下包括反映药品的安全性与有效性的试验方法和限度、均一性与纯度制备工艺要求等内容；对于规定中的各种杂质检查项目，系指该药品在按既定工艺进行生产和正常贮藏过程中可能含有或产生并需要控制的杂质（如残留溶剂、有关物质等）；改变有关工艺时需另考虑增修有关项目。

供直接分装成注射用无菌粉末的原料药，应按照注射剂项下相应的要求进行检查，并应符合规定。各类制剂，除另有规定外，均应符合各制剂通则项下有关的各项规定。

（四）制剂规格，系指每一支、片或其他每一个单位制剂中含有主药的重量（或效价）或含量（%）或装量。注射液项下，如为"1ml：10mg"，系指1ml中含有主药10mg；对于列有处方或标有浓度的制剂，也可同时规定装量规格。

（五）贮藏项下的规定，系指对药品贮存与保管的基本要求，以下列名词术语表示，详见表1-2。

表1-2　药品贮藏与保管名词术语说明

项目	说明
遮光	系指用不透光的容器包装，例如棕色容器或黑纸包裹的无色透明、半透明容器
密闭	系指将容器密闭，以防止尘土与异物进入
密封	系指将容器密封，以防止风化、吸潮、挥发或异物进入
熔封或严封	系指将容器熔封或用适宜的材料严封，以防止空气与水分的侵入并防止污染

续表

项目	说明
阴凉处	系指不超过20℃
凉暗处	系指避光并不超过20℃
冷处	系指2~10℃
常温	系指10~30℃

（六）标准中规定的各种纯度和限度数值以及制剂的重（装）量差异，系包括上限和下限两个数值本身及中间数值。规定的这些数值不论是百分数还是绝对数字，其最后一位数字都是有效位。

试验结果在运算过程中，可比规定的有效数字多保留一位数，而后根据有效数字的修约规则进舍至规定有效位。计算所得的最后数值或测定读数值均可按修约规则进舍至规定的有效位，取此数值与标准中规定的限度数值比较，以判断是否符合规定的限度。

（七）原料药的含量（%），除另有注明者外，均按重量计。如规定上限为100%以上时，系指用药典规定的分析方法测定时可能达到的数值，它为药典规定的限度或允许偏差，并非真实含有量；如未规定上限时，系指不超过101.0%。

制剂的含量限度范围，系根据主药含量的多少、测定方法、生产过程和贮存期间可能产生的偏差或变化而制定的，生产中应按标示量100%投料。如已知某一成分在生产或贮存期间含量会降低，生产时可适当增加投料量，以保证在有效期（或使用期限）内含量能符合规定。

（八）标准品、对照品系指用于鉴别、检查、含量测定的标准物质。标准品与对照品（不包括色谱用的内标物质）均由国务院药品监督管理部门指定的单位制备、标定和供应。标准品系指用于生物检定、抗生素或生化药品中含量或效价测定的标准物质，按效价单位（μg）计，以国际标准品进行标定；对照品除另有规定外，均按干燥品（或无水物）进行计算后使用。

标准品与对照品的建立或变更其原有活性成分和含量，应与原标准品、对照品或国际标准品进行对比，并经过协作标定和一定的工作程序进行技术审定。

标准品与对照品均应附有使用说明书，标明质量要求（包括水分等）、使用期限和装量等。

（九）滴定液和试液的浓度，以mol/L（摩尔/升）表示者，其浓度要求精密标定的滴定液用"XXX滴定液（YYY mol/L）"表示；作其他用途不需精密标定其浓度时，用"YYY mol/L XXX溶液"表示。以示区别。

（十）温度以摄氏度（℃）表示，详见表1-3。

表1-3　温度名词术语说明

项目	说明
沸水	除另有规定外，均指98~100℃
热水	系指70~80℃
微温或温水	系指40~50℃
室温	系指10~30℃
冷水	系指2~10℃
冰浴	系指约0℃
放冷	系指放冷至室温

（十一）百分比用"%"符号表示，系指重量的比例；但溶液的百分比，除另有规定外，系指溶液100ml中含有溶质若干克；乙醇的百分比，系指在20℃时容量的比例。此外，根据需要可采用下列符号，详见表1-4。

表1-4　百分比名词术语说明

项目	说明
%（g/g）	表示溶液100g中含有溶质若干克
%（ml/ml）	表示溶液100ml中含有溶质若干毫升
%（ml/g）	表示溶液100g中含有溶质若干毫升
%（g/ml）	表示溶液100ml中含有溶质若干克

（十二）液体的滴，系在20℃时，以1.0 ml水为20滴进行换算。

（十三）溶液后标示的"（1→10）"等符号，系指固体溶质1.0 g或液体溶质1.0 ml加溶剂使成10ml的溶液；未指明用何种溶剂时，均系指水溶液；两种或两种以上液体的混合物，名称间用半字线"-"隔开，其后括号内所示的"∶"符号，系指各液体混合时的体积（重量）比例。

（十四）所用药筛，选用国家标准的R40/3系列，分等如下，见表1-5。

表1-5　药筛等级说明

项目	筛孔内径（平均值）	目号
一号筛	（2000±70）μm	10目
二号筛	（850~29）μm	24目
三号筛	（355±13）μm	50目

续表

项目	筛孔内径（平均值）	目号
四号筛	（250 ± 9.9）μm	65目
五号筛	（180 ± 7.6）μm	80目
六号筛	（150 ± 6.6）μm	100目
七号筛	（125 ± 5.8）μm	120目
八号筛	（90 ± 4.6）μm	150目
九号筛	（75 ± 4.1）μm	200目

（十五）粉末等级如下（表1-6）。

表1-6　粉末等级说明

项目	说明
最粗粉	指能全部通过一号筛，但混有能通过三号筛不超过20%的粉末
粗 粉	指能全部通过二号筛，但混有能通过四号筛不超过40%的粉末
中 粉	指能全部通过四号筛，但混有能通过五号筛不超过60%的粉末
细 粉	指能全部通过五号筛，并含能通过六号筛不少于95%的粉末
最细粉	指能全部通过六号筛，并含能通过七号筛不少于95%的粉末
极细粉	指能全部通过八号筛，并含能通过九号筛不少于95%的粉末

（十六）乙醇未指明浓度时，均系指95%（ml/ml）的乙醇。

（十七）供试品与试药等"称重"或"量取"的量，均以阿拉伯数码表示，其精确度可根据数值的有效数位来确定，如称取"0.1 g"，系指称取重量可为0.06~0.14 g；称取"2 g"，系指称取重量可为1.5~2.5 g；称取"2.0 g"，系指称取重量可为1.95~2.05 g；称取"2.00 g"，系指称取重量可为1.995~2.005 g。"精密称定"系指称取重量应准确至所取重量的千分之一；"称定"系指称取重量应准确至所取重量的百分之一；"精密量取"系指量取体积的准确度应符合国家标准中对该体积移液管的精密度要求；"量取"系指可用量筒或按照量取体积的有效数位选用量具。取用量为"约"若干时，系指取用量不得超过规定量的 ± 10%。

（十八）恒重，除另有规定外，系指供试品连续两次干燥或炽灼后称重的差异在0.3mg以下的重量；干燥至恒重的第二次及以后各次称重均应在规定条件下继续干燥1小时后进行；炽灼至恒重的第二次称重应在继续炽灼30分钟后进行。

（十九）试验中规定"按干燥品（或无水物，或无溶剂）计算"时，除另有规定外，应取未经干燥（或未去水，或未去溶剂）的供试品进行试验，并将计算中的取用量按检查项下测得的干燥失重（或水分，或溶剂）扣除。

（二十）试验中的"空白试验"，系指在不加供试品或以等量溶剂替代供试液的情况下，按同法操作所得的结果；含量测定中的"并将滴定的结果用空白试验校正"，系指按供试品所耗滴定液的量（ml）与空白试验中所耗滴定液的量（ml）之差进行计算。

（二十一）试验时的温度，未注明者，系指在室温下进行；温度高低对试验结果有显著影响者，除另有规定外，应以（25±2）℃为准。

（二十二）试验用水，除另有规定外，均系指纯化水。酸碱度检查所用的水，均系指新沸并放冷至室温的水。

（二十三）酸碱性试验时，如未指明用何种指示剂，均系指石蕊试纸。

五、中药制剂检测的一般程序

药试剂检测对象包括制剂生产中的半成品、成品及新药开发研究中的试验样品，其检验程序一般可分为取样、供试品溶液的制备、鉴别、检查、含量测定、记录及检验报告。

（一）取样

分析样品前首先是取样，取样必须具有科学性、真实性和代表性。因此，取样的基本原则应是均匀、合理、有代表性。取得的样品要妥善保管，同时注明品名、批号、数量、取样日期及取样人等。凶中药制剂的组成一般都分布均匀，在药品质量标准中对每种药品的具体取样方法都有规定，当遇到样品量大或包装为箱时，可用以下方法取样。

1. 固体样品的取样方法

（1）抽取样品法　当药品包装为箱或袋，且数量较大时，可随机从大批样品中取出部分箱或袋，再从留取的箱或袋中用专用的取样工具从各个部位取出一定样品，以备检验。

（2）圆锥四分法　这种采样方法适用于样品量不大的粉末状、小块状以及小颗粒状样品的取样，其操作方法为：用适当的器皿将样品堆积成正圆锥形状，将正圆锥的上部压平，然后从圆锥上部被压平的平面上十字状垂直向下切开，将其分成均等的四份，取出对角的两等份，并将两份混合均匀。如此重复操作，直至最后取得的样品量适于检验的需要。

有些固体样品需要粉碎，粉碎后按要求过筛，使其全部通过筛孔，再进行取样。各类中药制剂取样量应至少为3倍检测的用量，贵重药可酌情取样。按《中国药典》规定，每份检测取样散剂、颗粒剂应不少于10袋；片剂不少于20片；丸剂不少于10丸（袋、瓶）；胶囊剂不少于20粒；滴丸不少于20丸；膏药不少于5张；茶剂不少于10块（袋、包）；栓剂不少于10粒。

2. 液体样品的取样方法 液体样品各组分的分散均匀性比固体样品好，一般容易得到均匀的样品，检验误差也比固体小。但混浊液和浓度大的溶液（如糖浆剂等）均匀性较差，对这类样品采样时，可用吸管从容器中分层取样，然后将取出的样品混匀。当样品有沉淀时，要摇匀后再取样。

供试样品检查完毕，应保留一半数量用以观察，保存时间为半年或一年，并对该中药制剂质量情况做定期检查。

（二）供试品溶液的制备

中药制剂的组成比较复杂，干扰成分较多，一般在测定前要经过提取和纯化处理。

1. 提取方法

（1）萃取法 是利用溶质在互不相溶的溶剂中溶解度不同的特点，经过多次萃取，将测定组分提取出来的方法。萃取用溶剂的选择是根据相似相溶的原理，极性较强的有机溶剂正丁醇等多用于皂苷类成分的提取；醋酸乙酯多用于提取黄酮类成分的提取；氯仿分子中的氢与生物碱形成氢键，可用于生物碱的提取；挥发油等非极性组分用非极性溶剂乙醚、石油醚等提取。对于弱酸、弱碱性成分的提取，应注意萃取时pH酸碱度的调整，酸性成分提取的pH一般比其pK_a低1~2个pH单位；碱性成分提取的pH一般比其pK_a高1~2个pH单位。在萃取过程中应注意防止和消除乳化现象。萃取的完全程度可用回收率考察。主要萃取方法有：①单一溶剂萃取法；②分段萃取法；③液液萃取法；④固液萃取法。

（2）冷浸法 是将溶剂加入样品粉末中，在室温下放置一定时间，组分随扩散从样品粉末中浸出的提取方法。冷浸法操作简便，适用于固体制剂中遇热不稳定组分的提取。例如，《中国药典》一部收载的品种八味沉香散，其中用于木香薄层鉴别的供试品溶液的制备采用了该方法。具体方法：取样品4 g，加乙醚20 ml，摇匀，密塞，放置24小时，滤过，滤液浓缩至约2 ml，作为供试品溶液。

（3）回流提取法 是将样品粉末置于烧瓶中，加一定有机溶剂，水浴加热使其微沸，进行回流提取的方法。该法适用于固体制剂的提取。提取前应将样品粉碎成细粉，以利于组分的提取。在进行定量分析时，可多次更换溶剂提取，至组分提取完全，合并提取液供分析用。对热不稳定或有挥发性组分则不宜采用回流提取法。例如，《中国药典》一部收载的品种华佗再造丸，其中用于冰片薄层鉴别的供试品溶液的制备采用了该方法。具体方法：取样品8g，研碎，加乙醚50 ml，加热回流1小时，滤过，滤液挥干，残渣加醋酸乙酯2ml使溶解，作为供试品溶液。

（4）连续回流提取法 是使用索氏提取器连续提取的方法。该法应选用低沸点的溶剂，如乙醚、甲醇等。例如，《中国药典》一部收载的品种防风通圣丸，其中用于大黄薄层鉴别的供试品溶液的制备、麻仁润肠丸含量测定用供试品溶液的制备均采用了该方法。具体方法：取防风通圣丸样品15 g，研细，置于索氏提取器中，加稀硫酸（含H_2SO_4 9.5% ~10.5%）10 ml润湿，再加三氯甲烷40 ml，加热回流8小时，分取三氯甲烷液，蒸干，残渣加0.1 mol/L氢氧化钠溶液使呈碱性，搅拌使溶解，滤过，滤液加稀盐酸调节pH至2~3，再用三氯甲烷适量提取，提取液浓缩至2 ml，作为供试品溶液。

（5）水蒸气蒸馏法 适用于可随水蒸气蒸出的挥发油、对热稳定的小分子生物碱组分的提取。《中国药典》一部收载的品种满山红油胶丸的含量测定采用了该方法。具体方法：取样品40丸，精密称定，置于烧瓶中，加水适量（300~500 ml）与玻璃珠数粒，振摇混合后，连接挥发油测定器与回流冷凝管。自冷凝管上端加水，使充满挥发油测定器的刻度部分，并溢流入烧瓶时为止。将烧瓶置于电热套中或用其他适宜方法缓缓加热至沸，并保持微沸约5小时，至测定器中油量不再增加，停止加热，放置片刻，开启测定器下端的活塞，将水缓缓放出，至油层上端到达刻度"0"线上面5 cm处为止。放置1小时，开启活塞使油层下降至其上端恰与刻度"0"线平齐，读取挥发油量，计算样品中挥发油的含量（%）。

（6）超声提取法 超声波有助溶的作用，可用于样品中测定组分的提取。由于超声提取过程中溶剂可能会有一定的损失，因此，用于定量测定时，应于超声前先称定质量，提取完毕后，放至室温，补足减失的质量，滤过，取续滤液备用。该法的特点是提取时间短，适用于固体制剂测定组分的提取。《中国药典》一部收载的品种安神胶囊，其中用于五味子薄层鉴别的供试品溶液的制备采用了该方法。具体方法：取样品20粒内容物，研细，加三氯甲烷30 ml，超声处理30分钟，滤过，滤液蒸干，残渣加三氯甲烷1ml，使溶解，作为供试品溶液。

（7）超临界流体萃取法 超临界流体是指压力和温度超过物质的临界点时，所形成的单一相态。超临界流体既具有与液体相似的密度，又具有与气体相似的扩散系数。该法提取效果好、时间短，通过改变萃取的温度、压力等，可以选择性地萃取某些组分。最常使用的超临界流体是超临界 CO_2 和超临界 N_2O。

以上各种提取方法可以单独使用，但由于中药制剂成分复杂，很多药物多种方法并用。

2. 净化方法　提取液大多还需做进一步的净化分离，除去干扰组分后才可进行测定。净化的原则是从提取液中除去对测定有干扰的杂质，而又不损失被测定成分。净化分离方法的设计主要依据被测定成分和杂质在理化性质上的差异，同时结合与所要采用的测定方法的要求综合考虑。常用的净化方法有以下几种：①液–液萃取法；②色谱法；③沉淀法；④盐析法。此外还有液相微萃取、浊点萃取等新技术，也可用于中药质量检验的样品纯化。也可用蒸馏法净化，收集馏出液进行分析，或某些成分经蒸馏分解生成挥发性成分，利用分解产物进行测定。

（三）鉴别

中药制剂的鉴别试验目的在于确认其所含药味的存在。对于无含量测定项目的中药制剂，鉴别是控制其质量的关键。中药复方制剂一般不要求鉴别所有药味，应首选君药与臣药进行鉴别。常用的鉴别方法有显微鉴别、理化鉴别、色谱鉴别和光谱鉴别。

1. 显微鉴别　是指用显微镜对药材的切片、粉末、解离组织或表面制片及成方制剂中药味的组织、细胞或内含物等特征进行鉴别的一种方法。含有原生药粉的中药制剂可选用该法鉴别。处方中的主要药味及化学成分不清楚或无化学鉴别方法的药味，应做显微鉴别。鉴别特征如薄壁细胞、木栓组织、纤维及淀粉粒、花粉粒、碳酸钙结晶等。显微鉴别是中药制剂主要的鉴别方法之一。

2. 理化鉴别　是利用药材中的特定成分结构、官能团与一定试剂发生化学反应来进行鉴别的方法。鉴别的成分是已知的有效成分、特征成分及处方中某一味药所单独含有的成分。理化鉴别应选用专属性强且灵敏的方法。

3. 色谱鉴别　色谱法分离效果好、灵敏高，特别适用于中药制剂的鉴别。

（1）薄层色谱法　是中药制剂中应用最多的一种鉴别方法。采用本法，应注意以下几个方面。

1）固定相的选择：薄层鉴别中最常用的固定相是硅胶板。氧化铝板多用于生物碱类成分的鉴别，黄酮类和酚类化合物鉴别使用聚酰胺板，氨基酸使用纤维素板。

2）点样：按规定用专用毛细管分别取供试品溶液、对照药材溶液或对照品溶液适量（薄层鉴别法需用药材或有效成分对照品作对照）。取供试品、对照药材或有效成分对照品同法制备的溶液，以垂直方向做点状点样或条带状点样。

3）展开剂的选择：展开剂多为混合有机溶剂。比移（Rf）值主要靠加入不同极性的溶剂调节。常用有机溶剂的极性对于正相色谱由小到大为：石油醚＜苯＜三氯甲烷＜醋酸乙酯＜丙酮＜乙醇＜甲醇。对同一种样品，同样条件下，若展开剂中极性大的溶剂比例大，则Rf大；若展开剂中极性大的溶剂比例少，则Rf值小。

4）定位：供试品溶液所显主斑点应与对照组斑点相对应。特征斑点应选择已知有效成分或特征成分的斑点。如有效成分未知或无法检出，可选择未知成分的特征斑点，但要重现性好，斑点特征明显。

（2）气相色谱法　用于制剂中含挥发性成分药材的鉴别，如冰片、麝香等。

（3）高效液相色谱法　该法很少用于鉴别，若含量测定采用高效液相色谱法可同时用于鉴别。

4. **光谱鉴别**　常用的有紫外－可见分光光度法和红外分光光度法。由于光谱法专属性不如色谱法，使用前应确认排除能产生干扰的组分后方可使用。

（四）检查

检查项目是中药制剂质量标准中的一项重要内容，按《中国药典》要求，中药制剂的检查项目一般包括制剂通则检查、一般杂质检查、特殊杂质检查及微生物限度检查。

1. **制剂通则检查**　检查项目的内容与中药制剂的剂型有关，如丸剂要求测定水分、重量差异、溶散时限及重量差异，片剂要求测定重量差异、溶出度、崩解时限等，酒剂要求测定乙醇量、甲醇量、总固体、装量等，注射剂要求测定装量、pH酸碱度、可见异物、不溶性微粒、无菌等。

2. **一般杂质检查**　一般杂质是指在药材生长、采集、收购、加工、制剂的生产或贮存过程中容易引入的杂质，如水分、灰分、酸不溶灰分、重金属、砷盐、残留农药及残留溶剂等。

3. **特殊杂质检查**　是指有针对性地对与质量直接有关的专项检查项目进行检查，如大黄流浸膏中土大黄苷的检查，阿胶中挥发性碱性物质的检查，含制附子、制川乌、制草乌制剂中酯型生物碱的限量检查等。

4. **微生物限度检查**　系指对非规定灭菌制剂及其原、辅料受到微生物污染程度的一种检查，包括染菌量及控制菌的检查。一般的中药制剂都应检查细菌数、真菌数和酵母菌数，其限度随剂型而异。有些剂型还规定不得检出大肠埃希菌、金黄色葡萄球菌、铜绿假单胞菌；含动物及脏器的制剂（包括提取物）还不得检出沙门氏菌；用于创伤、溃疡、止血、深部组织及阴道的含原药材粉的制剂，还不得检出破伤风梭菌。中药制剂若霉变、长螨，以不合格论。对于有些制剂还要进行指纹图谱的检查，测定检品的指纹图谱与标准指纹图谱进行相似度分析，以衡量制剂工艺的稳定性和产品的均一性。

（五）含量测定

含量测定是控制中药制剂内在质量的重要方法。测定对象应该是制剂中起主要作用的有效成分或毒性成分，以保证临床用药的有效性和安全性。中药制剂组成复杂，成分众多，产生疗效的往往是多种成分的协同作用，很难用一种成分作为疗效指标。尽管如此，选择具有生理活性的主要化学成分作为含量测定的项目，对控制药物的质量，保证制剂质量的稳定性，仍然具有重要意义。含量测定的一般步骤如下。

1. 药味的选定 中药制剂大多为复方，根据中医理论，每味药在药方中所起作用不同。应按照中医理论的组方原则，选取起主要治疗作用的药味建立含量测定项目，同时也应考虑对贵重药、毒性药进行质量控制。

2. 测定成分的选定 当制剂中被测定药味确定以后，要确定被测成分。因为每味药所含成分众多，在确定被测成分时，应首选有效成分。要真正达到控制中药质量的目的，除必须实行对有效成分的检控外，还要综合考虑各方面因素，使测定指标既有实际意义，又能达到控制产品质量的目的。此外，在中药制剂中有含量测定的药味，原料药必须要有含量限度，以保证成品质量。

3. 测定方法及条件的选定 用于中药制剂分析的测定方法很多，在选用分析方法时，要根据被测成分的性质、含量以及干扰成分的性质等因素进行综合考虑，另外，还要考虑方法的灵敏性、准确度及普及性。化学分析法可用于成分清楚、比较纯净的中药制剂（如总提取物）及含有矿物药的中药制剂的含量测定。色谱法在中药制剂分析中应用最为广泛，包括气相色谱法、高效液相色谱法、薄层扫描法及高效毛细管电泳法等，这些方法都具有分离和分析的双重功能，特别适用于像中药制剂这样混合物的分析，并且都配备有高灵敏度的检测器；对于微量成分的检测也很方便。此外，光谱法也可应用，但其抗干扰能力不及色谱法。当分析方法选定以后，要根据分析方法的原理、仪器结构特点等选择合适的测定条件，以保证测定结果的准确性、稳定性和灵敏性。

4. 方法学考察内容 在研究制定中药制剂质量标准时，对于所选定的定量方法要进行方法学考察，以保证测定结果准确、可靠。其主要内容包括线性与范围试验、稳定性试验、精密度试验、重复性试验、专属性试验、定量限、加样回收率试验、耐用性试验等。在这些试验内容符合定量要求的前提下，才能最终确定分析条件。

（六）记录和检验报告

1. **记录** 中药制剂质量检测必须要有完整的原始记录，记录要真实、完整、清晰、具体。应用专用记录本，用钢笔或特种圆珠笔书写，一般不得涂改（若有写错时，应立即在原数据上划上单线或双线，然后在旁边改正重写）。记录内容一般包括供试药品名称、来源、批号、数量、规格、取样方法、外观性状、包装情况、检验目的、检验方法及依据、收到日期、报告日期、检验中观察到的现象、检验数据、检验结果、结论等。若进行质量标准研究，对于方法的选择、样品的处理、研究结果等都应用图谱、照片或复印件等形式记录下来。原始记录应妥善保存，以备查。

2. **检验报告** 书写报告时，文字要简洁，内容要完整。报告内容一般包括检验项目（定性鉴别、检查、含量测定等）、标准规定（标准中规定的检测结果或数据）、检验结果（实际检验结果或数据）等。经检验所有项目符合规定者，做符合规定的结论，否则应提出不符合规定的项目及相应结论。

以上是常规的中药制剂质量检测的基本程序，此外，中药制剂质量检测工作还包括制剂质量标准的制定、中药制剂的质量评价、中药制剂质量标准的制定等内容。中药制剂的质量评价可以参考以上程序，采用现代分析手段，利用化学、生物学等方法，测定多种化学成分或其他信息，进行综合质量评价，以客观反映中药的实际质量。

| 第二部分 |

中药制剂的
专项检验

实训一　中国药典的认识和使用练习

一、实训目的

掌握　药典的基本组成和主要内容；查询药典和理解药典相关知识的方法。

二、实训内容

（一）实训工具

电子版《中国药典》、纸质版《中国药典》。

（二）实验原理

《中国药典》一部的构成。

1. **凡例**　是为正确使用《中国药典》进行药品质量检定的基本原则，是对《中国药典》正文、通则及与质量检定有关的共性问题的统一规定，避免重复说明。凡例中的有关规定具有法定约束力。

2. **品名目次**　列有药材和饮片、植物油脂和提取物、成方制剂和单味。

3. **正文品种**　品种项下收载的内容统称正文，为药典的主体，收载的是各品种的药品标准，其内容主要包括中文名、汉语拼音名、英文名、结构式、分子式和分子量、性状、鉴别、检查、含量测定、类别、贮藏及制剂等。

4. **索引**　包括中文索引、汉语拼音索引、拉丁名索引、拉丁学名索引。

2015年版《中国药典》包含四部。一部：收载中药；二部：收载化学药品；三部：收载生物制品；四部：收载通则（将原附录更名为通则，包括制剂通则、检定方法、标准物质、试剂试药和指导原则）和药用辅料。

（三）实训内容

序号	查阅内容	药典中位置			查阅结果
		几部	哪部分	页码	
1	牛黄解毒片中黄芩苷的含量测定				
2	益母草口服液相对密度测定				

续表

序号	查阅内容	药典中位置			查阅结果
		几部	哪部分	页码	
3	双黄连口服液的pH值测定				
4	金银花砷盐的检查法				
5	大山楂丸中山楂的鉴别				
6	板蓝根颗粒的水分测定				
7	银黄口服液的含量测定				
8	牛黄解毒片中冰片的鉴别				
9	六味地黄丸的重量差异检查				
10	牛黄解毒片崩解时限检查				

检验人：　　　　　　　　审核人：　　　　　　　　日期：

三、注意事项

（1）注意凡例、正文、附录分别收载的内容。

（2）准确、快速地查询所需要的内容，注意查询的步骤。

四、思考题

1.《中国药典》包括几部？其中，中药被收载在几部？

2. 截至2015年，《中国药典》共颁布发行几版？

3. 总结本次实验的体会。

实训二　大山楂丸中山楂的化学反应鉴别

一、实训目的

1. **掌握**　化学鉴别法的一般操作步骤和技能，理解有关鉴别原理。
2. **了解**　化学鉴别法的设计思路。

二、实训内容

（一）仪器与材料

1. **仪器**　天平、研钵、回流装置、水浴锅、玻璃漏斗、定性（定量）滤纸、蒸发皿、分液漏斗、试管、小锥形瓶。
2. **材料**　硅藻土、乙醇、正丁醇、甲醇、镁粉、盐酸。

（二）方法和步骤

大山楂丸由山楂、六神曲、麦芽三味药组成，辅料为蜂蜜。性状：本品为棕红色或褐色的大蜜丸，味酸甜。山楂中含有黄酮类化合物，采用溶剂提取法将黄酮类成分提取出来，可与盐酸-镁粉发生反应，从而初步判断山楂药味的存在。此反应是鉴别黄酮类化合物常用的方法之一。

1. **供试品的制备**　用天平称取样品9 g（称量范围8.6~9.4 g），用小刀或剪刀切碎，置研钵中，加硅藻土4 g，充分研匀，移至回流装置中，加乙醇40 ml，置水浴锅上加热回流提取10分钟，放凉后，用定性（定量）滤纸常压滤过，收集滤液于蒸发皿中，置水浴锅上蒸干，残渣加水10 ml，水浴锅上加热使溶解，水溶液移至50 ml分液漏斗中，加入正丁醇15 ml，充分振摇提取。

放置待完全分层后，分取正丁醇提取液（上层溶液）置蒸发皿中，水浴蒸干，残渣加甲醇5 ml使溶解，用定性（定量）滤纸常压滤过，收集滤液于小锥形瓶中，即得供试品溶液。

2. 显色反应　取供试品溶液 1 ml，置试管中，先加入少量镁粉混匀，再滴加盐酸 2~3 滴，水浴锅中加热 4~5 分钟，溶液应显橙红色。

三、注意事项

（1）本品每丸 9 g，但取样时不能只从一个最小包装（药盒）中抽取 1 丸作为样品，应遵循"随机、均匀"的原则，从整批药品中抽取一定数量的样本，破碎、混匀后，从中称取实验所需数量的样品。

（2）加硅藻土研磨的目的是吸收蜂蜜，分散样品，提高提取效率。

（3）《中国药典》凡例精确度项下规定："量取"系指可用量筒，或按照量取体积的有效数位选用量具。故本鉴别实验中量取一定体积的溶液、试剂等均使用适宜的量筒。

（4）回流提取时，圆底烧瓶底部应浸入热水中，提取时间要从溶液开始沸腾时计。

（5）两相溶液萃取时，在无严重乳化的前提下，要充分振摇和放置，待溶液完全分层后，方可分液，以提高萃取效率。

（6）分液漏斗下口旋转活塞要事先涂好凡士林，并预试检查，不得漏液或堵塞。

（7）蒸干乙醇或正丁醇溶液时，要在通风橱中用水浴锅加热蒸发，蒸发皿底部要浸入热水中。由于正丁醇为高沸点有机溶剂（沸点：118℃），所以水温可适当高些（80~90℃），以提高溶剂蒸发速度。

（8）显色反应时，应先加镁粉后加盐酸，顺序不能颠倒。水浴加热温度不宜过高，以防反应液冲出试管。

四、思考题

1. 中药制剂的鉴别主要有几种方法？冷凝管的类型有几种？

2. 大山楂丸中山楂是如何用化学反应鉴别的？

3. 盐酸–镁粉反应常用来鉴别哪一类化合物？

五、实训报告

一、药品检验原始记录

检验日期   温 度   相对湿度

检品名称   剂 型   规 格

生产厂家   批 号   效 期

检验依据   检验目的

【鉴别】

黄酮类化合物：大山楂丸中山楂的化学反应鉴别

标准规定：

实验现象：

实验结论：

检验人：   校对人：   共 页 第 页

二、药品检验报告

检品名称			
生产单位			
剂 型		规 格	
批 号		有 效 期	
包 装		检验数量	
检验目的		检验项目	
检验日期		报告日期	
检验依据			

检验结论:

检验报告人: 审核人:

实训三　牛黄解毒片中冰片的微量升华鉴别

一、实训目的

掌握　升华鉴别技术，理解鉴别原理；中药制剂升华鉴别的样品前处理方法和供试液的制备方法；实验记录和实验报告的正确书写方法。

二、实训内容

（一）仪器与材料

1. 仪器　天平、研钵、称量瓶、表面皿、酒精灯、石棉网、烧杯、量筒、玻璃棒、滴管等。

2. 材料　香草醛、硫酸。

（二）方法和步骤

牛黄解毒片由人工牛黄、雄黄石膏、大黄、黄芩、桔梗、冰片、甘草等八味中药组成，其中冰片具有升华性，可与香草醛-硫酸溶液发生显色反应。

1. 实验方法　取本品1片，研细，进行微量升华，所得白色升华物，加新配制的1%香草醛硫酸溶液1~2滴，液滴边缘渐显玫瑰红色。

2. 实验步骤

（1）供试品的制备　取牛黄解毒品1片置研钵中，充分摇匀。

（2）香草醛-硫酸溶液的配制　取香草醛0.1 g（或0.2 g），加硫酸10 ml（或20 ml）使溶解，摇匀，既得。

（3）加热升华　取称量瓶，置石棉网上，称量瓶内放入适量样品粉末，瓶口盖上表面皿，在石棉网下用酒精灯缓缓加热，至粉末开始变焦，去火待凉，表面皿上有升华物凝聚，将表面皿翻转过来，观察升华物颜色。

（4）显色反应　在表面皿上加新配制的1%香草醛-硫酸溶液1~2滴，液滴边缘渐显玫瑰红色。

三、注意事项

（1）填装药粉时，一般装至称量瓶高度1/3处。

（2）加热升华时，应缓缓加热，温度不宜过高，温度控制可通过调整酒精灯火焰与石棉网间距来实现。

（3）升华完毕，应待表面皿完全冷却后方可取下。

（4）称量瓶、表面皿等，应用乙醇清洗后晾干使用。

四、思考题

（1）实验中为什么要用新配制的香草醛–硫酸溶液？

（2）什么是化学反应鉴别法？

五、实训报告

一、药品检验原始记录

检验日期　　　　　　　　温　　度　　　　　　　　相对湿度

检品名称　　　　　　　　剂　　型　　　　　　　　规　　格

生产厂家　　　　　　　　批　　号　　　　　　　　效　　期

检验依据　　　　　　　　检验目的

【鉴别】

牛黄解毒片中冰片的微量升华鉴别：

标准规定：

实验现象：

实验结论：

检验人：　　　　　　　　校对人：　　　　　　　　　　　　共　页　第　页

二、药品检验报告

检品名称			
生产单位			
剂　　型		规　　格	
批　　号		有 效 期	
包　　装		检验数量	
检验目的		检验项目	
检验日期		报告日期	
检验依据			

检验结论：

检验报告人：　　　　　　　　　　　　　　　　　　　　　审核人：

实训四　板蓝根颗粒的荧光鉴别

一、实训目的

掌握　荧光法鉴别的原理和方法；实验记录和检验报告的正确书写方法。

二、实训内容

（一）仪器与材料

1. **仪器**　天平、紫外灯（365 nm）、滤纸、试管、滴管等。
2. **材料**　板蓝根颗粒、纯化水。

（二）方法和步骤

板蓝根颗粒是由板蓝根经加工制成的颗粒，板蓝根富含生物碱类、有机酸类、黄铜及木脂素类、恩醌类和氨基酸等多种有效成分，其中水溶性成分，可在紫外光照射下发出蓝紫色荧光。

1. **实验方法**　取本品 0.5 g（含蔗糖）或 0.3 g（无蔗糖），加水 5 ml 使溶解，静置，取上清液点于滤纸上，晾干，置紫外灯（365 nm）下观察，斑点显蓝紫色。

2. **实验步骤**

（1）供试液的制备　用天平（感量 0.01 g）称取样品 0.5 g（含蔗糖，称量范围 0.46~0.54 g）或 0.3 g（无蔗糖，称量范围 0.26~0.34 g），置试管中，加水 5 ml，充分振摇，静置，分层。

（2）取样　用毛细管吸取上清液，少量多次点在滤纸上，晾干。

（3）荧光检视　将滤纸置于紫外灯（365 nm）下，在暗示中观察荧光。

三、注意事项

（1）荧光强度较弱，故一般需要在暗室中观察荧光。

（2）供试液一般用毛细管吸收，少量多次点在滤纸上，使斑点集中且具有一定浓度。

（3）紫外光对人的眼睛和皮肤有损伤，操作者应避免与紫外光长时间接触。

四、思考题

1. 供试液为什么要少量多次点加？
2. 操作者在紫外灯下检视时应注意什么？

五、实训报告

一、药品检验原始记录

检验日期   温 度   相对湿度

检品名称   剂 型   规 格

生产厂家   批 号   效 期

检验依据   检验目的

【鉴别】

板蓝根颗粒的荧光鉴别：

标准规定：

实验现象：

实验结论：

检验人：   校对人：   共 页 第 页

二、药品检验报告

检品名称			
生产单位			
剂　型		规　格	
批　号		有效期	
包　装		检验数量	
检验目的		检验项目	
检验日期		报告日期	
检验依据			
检验结论:			

检验报告人:　　　　　　　　　　　　　　　　　　审核人:

实训五　牛黄解毒片的崩解时限检查

一、实训目的

1. **掌握**　片剂崩解时限测定的一般步骤和技能。
2. **了解**　崩解时限检查的意义。

二、实训内容

（一）仪器与材料

1. **仪器**　升降式崩解仪、1000 ml烧杯、温度计等。
2. **材料**　牛黄解毒片、盐酸

（二）方法和步骤

牛黄解毒片是由人工牛黄、雄黄、石膏、大黄、黄芩、桔梗、冰片等加工而成的片剂，既含原生药粉又含中药提取物，《中国药典》规定要进行崩解时限检查，并符合相关规定。

将崩解仪的吊篮通过上端的不锈钢轴悬挂于金属支架上，浸入1000 ml烧杯中，并调节吊篮位置使其下降时筛网距烧杯底部25 mm，烧杯内盛有温度为37℃±1℃的水，调节水位高度使吊篮上升时筛网在水面下15 mm处。取本品6片，分别置上述吊篮的玻璃管中，加挡板，启动崩解仪进行检查。牛黄解毒片均应在1小时内全部崩解。

如有1片不能全部崩解，应另取6片复试，均应符合规定；如果供试品黏附挡板，应另取6片，不加挡板，按上述方法检查，应符合规定。若为薄膜衣片，按上述装置与方法检查，可改在盐酸溶液（9→1000）中进行检查，应在1小时或15分钟内全部崩解，如有1片不能全部崩解，应另取6片复试，均应符合规定。

三、注意事项

（1）在崩解时限检查过程中，烧杯内的水温应保持在37℃±1℃。

（2）每检查一次崩解时限后，应清洗吊篮的玻璃内壁及筛网、挡板等，并重新更换水或规定的介质。

（3）如果片剂黏附挡板，可不加挡板，按上述方法检查，应符合规定。

（4）如有少量不能通过筛网，但已软化或轻质上漂且无硬心者，可做符合规定论。

四、思考题

1. 在崩解时限检查过程中，为什么烧杯内的水温应保持在37℃±1℃？

2. 薄膜衣片为何要在酸性溶剂中崩解？

3. 崩解时限的检查方法包括几种？

五、实训报告

一、药品检验原始记录

检验日期   温   度   相对湿度

检品名称   剂   型   规   格

生产厂家   批   号   效   期

检验依据   检验目的

【崩解时限检查】

6片崩解时限记录：

标准规定：

结果判定：

实验结论：

检验人：   校对人：   共   页   第   页

二、药品检验报告

检品名称			
生产单位			
剂　型		规　格	
批　号		有 效 期	
包　装		检验数量	
检验目的		检验项目	
检验日期		报告日期	
检验依据			
检验结论：			

检验报告人：　　　　　　　　　　　　　　　　　　　审核人：

实训六 六味地黄丸的重量差异检查

一、实训目的

1. **掌握** 丸剂重量差异检查法的一般操作步骤和技能。
2. **了解** 重量差异检查的意义。

二、实训内容

（一）仪器与材料

1. **仪器** 分析天平（感量0.001 mg）、称量瓶、镊子等。
2. **材料** 六味地黄丸

（二）方法和步骤

重（装）量差异检查是指以药品的标示重量或平均重量为基准，对药品重（装）量的偏差程度进行考察，从而评价药品质量的均一性。应符合丸剂项下有关的各项规定（《中国药典》2015年版）。其中【重量差异】项下规定：重量差异限度±6%。

（1）取供试品10份，每份1丸。分别置称量瓶中称重（准确至0.01 g），记录数据。

（2）根据标示重量或平均片重（9克/丸）和重量差异限度±6%，确定允许丸重范围和限度增大1倍时的允许丸重范围。

（3）将10份样品重量放到上述允许丸重范围内进行考察，若均不超过允许丸重范围，或超过的不多于2份，且均不超出限度的1倍，则判定为符合规定；否则不符合规定。

（4）根据实验记录和结果，填写检验报告，对本品的重量差异检查做出结论。

三、注意事项

（1）称量前后，均应仔细查对供试品的份数。

（2）实验过程中，应使用镊子夹持供试品，不得徒手操作。

（3）称量瓶应预先洗净并干燥。

四、思考题

1. 重量差异检查的目的是什么？

2. 称量操作时，如何选择分析天平的感量，以完成快速精确的测定？称量时应保留几位有效数字？

五、实训报告

一、药品检验原始记录

检验日期　　　　　　　　温　　度　　　　　　　　相对湿度
检品名称　　　　　　　　剂　　型　　　　　　　　规　　格
生产厂家　　　　　　　　批　　号　　　　　　　　效　　期
检验依据　　　　　　　　检验目的

【重量差异检查】

10丸称量记录：

序号	1	2	3	4	5	6	7	8	9	10
丸重										

计算：

标准规定：

结果判定：

实验结论：

检验人：　　　　　　　　校对人：　　　　　　　　　　　共　页　第　页

二、药品检验报告

检品名称			
生产单位			
剂　　型		规　　格	
批　　号		有 效 期	
包　　装		检验数量	
检验目的		检验项目	
检验日期		报告日期	
检验依据			

检验结论：

检验报告人：　　　　　　　　　　　　　　　　　　　　　　审核人：

实训七　维生素B$_1$片重量差异及崩解时限检查

一、实训目的

1. **掌握**　片剂重量差异及崩解时限检查的方法和判断标准。
2. **熟悉**　升降式崩解仪的使用方法。
3. **了解**　升降式崩解仪的构造。

二、实训内容

（一）仪器与材料

1. **仪器**　分析天平、称量瓶、升降式崩解仪、镊子。
2. **材料**　维生素B$_1$片（规格10 mg）。

（二）方法与步骤

1. **维生素B$_1$片重量差异检查**　取空称量瓶，用分析天平精密称定重量，再取供试品20片，置此称量瓶中，精密称定两次，称量值之差即为20片供试品的总重量。再从已称定总重量的20片供试品中，依次用镊子取出一片，分别精密称定重量，得各片的重量。

2. **维生素B$_1$片崩解时限检查**　采用升降式崩解仪按《中国药典》（2015年版）进行检查。将吊篮通过上段的不锈钢轴悬挂于金属支架上，浸入1000 ml烧杯中，并调节吊篮位置使其下降时筛网距烧杯底部25 mm，烧杯内盛有温度37℃ ±1℃的水，调节水位高度使吊篮上升时筛网在水面下15 mm。除另有规定外，取供试品6片分别置吊篮玻璃管中，每管各加一片，启动崩解仪进行检查，升降的金属支架上下移动距离为55 mm±2 mm，往返频率为30~32次/分钟。各片均应在15分钟内全部崩解。如有一片不能完全崩解，另取6片复试，均应符合规定。

三、注意事项

（1）平均片重0.30 g以下的片剂用感量0.1 mg的分析天平（或电子天平）；平均片重0.30 g或0.30 g以上的片剂用感量1 mg的分析天平（或电子天平）。

（2）按下表规定的重量差异限定，求出允许片重范围（$\overline{W}+\overline{W}\times$重量差异限度）。

平均片重或标示片重	重量差异限度
0.30g以下	±7.5%
0.30g或0.30g以上	±5%

（3）称量前后，均应仔细查对药片数。称量过程中，勿用手直接接触供试品，应用平头镊子夹取片剂。已取出的药品，不得再放回供试品原包装容器内。

（4）遇有超出重量差异限度的药片，宜另器保存，供必要时复核用。

（5）遇有超出允许片重范围并处于边缘者，应再与平均片重相比较，计算出该片重量差异的百分率，再以上表规定的重量差异限度作为判定的依据（避免在计算允许装量范围时受数值修约的影响）。

（6）崩解时限检查过程中，烧杯内的水温应保持在37℃±1℃。

（7）每测试一次后，应清洗吊篮的玻璃内壁及筛网、挡板等，并重新更换水或规定的介质。

（8）结果与判定。

1）每片重量均未超出允许片重范围（$\overline{W}+\overline{W}\times$重量差异限度）；或与平均片重相比较（凡无含量测定的片剂，每片重量应与标示片重相比较），均未超出上表中的重量差异范围；或超出重量差异限度的药片不多于2片，且均未超出限度，为符合规定。

2）每片重量与平均片重相比较，超出重量差异限度的药片多于2片；或超出重量差异限度的药片虽不多于2片，但其中2片超出限度的1倍，均判为不符合规定。

3）供试品6片，每片均能在规定的时限内全部崩解（溶散），判为符合规定。如有少量不能通过筛网，但已软化或轻质上浮且无硬芯者，可作符合规定。

4）初试结果到规定时限后如有1片不能完全崩解（溶散），应另取6片复试，各片在规定时限内均能全部崩解（溶散），仍判为符合规定。

5）初试结果中如有2片或2片以上不能完全崩解（溶散），或在复试结果中有1片或1片以上不能完全崩解（溶散），即判为不符合规定。

四、思考题

1. 进行片剂重量差异检查和崩解时限检查有何意义？
2. 崩解时限测定时应注意哪些问题？

五、实训报告

一、药品检验原始记录

检验日期　　　　　　　　温　度　　　　　　　　相对湿度

检品名称　　　　　　　　剂　型　　　　　　　　规　格

生产厂家　　　　　　　　批　号　　　　　　　　效　期

检验依据　　　　　　　　检验目的

【重量差异检查】

一、数据记录：

取样量：　　　片　　　　片总重（g）：　　　　　　平均片重（$\overline{W}$）：

序号	1	2	3	4	5	6	7	8	9	10
片重										

序号	11	12	13	14	15	16	17	18	19	20
片重										

二、计算允许片重范围：

三、结果与判定

【崩解时限检查】

一、数据记录：

崩解仪器型号：

测试条件：

崩解或溶散时间及现象：

二、结果与判定

检验人：　　　　　　　　　　校对人：　　　　　　　　　　　共　页　第　页

二、药品检验报告

检品名称			
生产单位			
剂　　型		规　　格	
批　　号		有 效 期	
包　　装		检验数量	
检验目的		检验项目	
检验日期		报告日期	
检验依据			

检验结论：

检验报告人：　　　　　　　　　　　　　　　　　　　　　审核人：

实训八　益母草膏相对密度测定

一、实训目的

掌握　中药制剂的相对密度的测定方法；比重瓶法测定益母草膏相对密度的操作。

二、实训内容

（一）仪器与材料

1. **仪器**　比重瓶、温度计、分析天平（感量 0.001 g）、恒温水浴锅等。
2. **材料**　益母草膏、纯化水（新鲜煮沸后放凉）。

（二）方法和步骤

1. 益母草膏相对密度的测定方法（一）

本品为益母草经用水煎煮、浓缩，加 2 倍清膏量的红糖溶化制成的煎膏剂。因其相对密度较大且黏稠，故应将供试品加约 2 倍量水稀释，混匀，作为供试品溶液，再用比重瓶法测定。

（1）空比重瓶称重　取洁净、干燥的比重瓶，精密称定重量。

（2）装供试品称重　取洁净、干燥的 50 ml 具塞锥形瓶，取益母草膏约 10 g，精密称定重量，加蒸馏水 20 ml 稀释，混匀，作为供试品溶液。

将比重瓶装满供试品溶液（温度应低于 20 ℃），装上温度计，置 20 ℃的水浴中放置 10~20 分钟，使内容物的温度达到 20 ℃，用滤纸擦净溢出测管的液体，立即盖上罩，将比重瓶自水浴中取出，用滤纸将比重瓶的表面擦净，精密称定重量，减去比重瓶的重量后即得供试品的重量。

（3）装水称重　将供试品倾去，洗净比重瓶，装满新沸过的冷蒸馏水，再按上法测得同一温度时水的重量。益母草膏的相对密度应为 1.10~1.12。

计算出供试品的相对密度：

$$供试品的相对密度 = \frac{供试品重量}{水重量}$$

2. 益母草膏相对密度的测定方法（二）

取洁净、干燥的50 ml具塞锥形瓶，精密称定其重量为m，取供试品适量（10 g）置锥形瓶中，精密称定其重量m_1，在锥形瓶中继续加水约2倍，精密称定其总重量为m_2，混匀，作为供试液。

照比重瓶法（方法一）测定，比重瓶为m，充满供试品溶液后总重量为m_1，充满水后总重量为m_2，计算益母草膏的相对密度，并判断是否符合规定（参照教材阿胶补血膏相对密度测定）。

计算出供试品的相对密度：

$$供试品的相对密度（d_{20}^{20}）=\frac{比重瓶中煎膏剂的重量}{同体积水的重量}=\frac{W_1-W_1\times f}{W_2-W_1\times f}$$

式中，W_1为比重瓶内供试品溶液的质量（g），W_2为比重瓶内水的重量（g）。

三、注意事项

（1）装供试品溶液时，比重瓶（图8-1）及瓶塞须洁净、干燥。

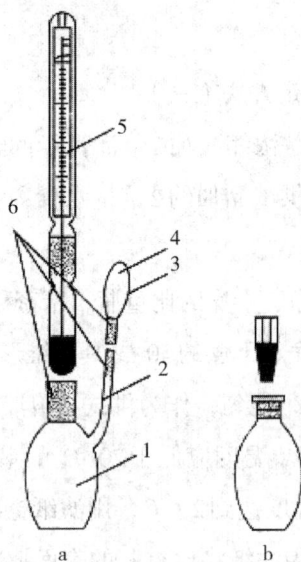

图8-1　比重瓶

1. 比重瓶主体　2. 测管　3. 测孔　4. 罩　5. 温度计　6. 玻璃膜口

（2）供试品溶液或水装瓶时，应小心沿瓶壁倒入，避免产生气泡干扰测定结果。

（3）应根据室温确定水浴温度，当室温高于20℃时，可先将供试品溶液的温度调到略低于20℃，注入比重瓶后再调至20℃，以避免供试品溶液因温度降低而体积缩小，再补充时又需调温。调准温度后，只能用手轻拿瓶颈而不能触碰瓶肚，以免因手温高于溶液温度而导致液体外溢。

（4）严格按以下顺序称量：空比重瓶重→装供试品重→装水重。

四、思考题

1. 测定中药制剂相对密度有何意义？相对密度测定法操作的关键步骤是什么？
2. 为何要在20℃时测定口服液的相对密度？

五、实训报告

一、药品检验原始记录

检验日期   温　　度   相对湿度

检品名称   剂　　型   规　　格

生产厂家   批　　号   效　　期

检验依据   检验目的

【相对密度】

计算：

标准规定：

结果判定：

实验结论：

检验人：　　　　　　　　　校对人：　　　　　　　　　　　　　　共　页　第　页

二、药品检验报告

检品名称			
生产单位			
剂　　型		规　　格	
批　　号		有 效 期	
包　　装		检验数量	
检验目的		检验项目	
检验日期		报告日期	
检验依据			

检验结论:

检验报告人:　　　　　　　　　　　　　　　　审核人:

实训九 银黄口服液的pH测定

一、实训目的

1. **掌握** 测定pH的一般步骤和操作技能；酸度计的校正及使用方法。
2. **熟悉** pH测定仪器和测定原理；标准缓冲液的制备和选择原则。

二、实训内容

（一）仪器与材料

1. **仪器** 分析天平、酸度计、量瓶、温度计、小烧杯等。
2. **材料** 银黄口服液、缓冲溶液、纯化水。

（二）方法和步骤

用直接电位法测定溶液 pH，常以玻璃电极（GE）为指示电极，饱和甘汞电极（SCE）为参比电极，浸入待测溶液中组成原电池。其原电池表示符号为：（−）GE │ 待测溶液 │ SCE（＋）。

酸度计使用前需用标准缓冲溶液校正。

1. 标准缓冲溶液的配制

标准缓冲溶液：用相应的化学试剂和纯水按照要求配制而成，具有相对稳定的pH酸碱度。

苯二甲酸氢盐：25℃，pH 4.01。

磷酸氢二钠和磷酸二氢钾：25℃，pH 6.86。

硼砂：25℃，pH 9.18。

2. 酸度计的校正

（1）开机预热20 min。

（2）调pH档。

（3）将温度补偿对准相应温度值。

（4）斜率补偿调至100%。

（5）电极用蒸馏水冲洗，滤纸蘸干。

（6）将电极浸入到 pH 6.86 缓冲溶液中。

（7）调节定位旋钮至读数为 6.86。

（8）电极用蒸馏水冲洗，滤纸蘸干。

（9）将电极浸入到 pH 4.00 的缓冲溶液（若测碱性物质则用标准碱性溶液；银黄口服液 pH 应为 5.0 ~7.0 ）。

（10）调节斜率补偿旋钮至读数 4.00。

3. 测定

（1）电极用蒸馏水冲洗，再用待测溶液清洗，滤纸蘸干。

（2）将电极浸入待测溶液中，轻摇烧杯，电极反应平衡后读数并记录。

平行测定三次。

4. 结束工作　取出电极，清洗干净，滤纸蘸干后泡在纯化水中；如果较长时间不用，应将复合电极的玻璃探头套在盛有 3 mol/L 氯化钾溶液的塑料套内。pH 为 7.00 或 4.00 的缓冲液可短时间保存。

三、注意事项

（1）一般情况下，酸度计在连续使用时，每天要标定一次；一般在 24 小时内无须重复标定。

（2）标定的缓冲溶液一般第一次用 pH 6.86 的溶液，第二次用接近被测溶液 pH 的缓冲液。如被测溶液呈酸性时，应选 pH 4.00 的标准缓冲液；被测溶液呈碱性时，则选 pH 9.18 的标准缓冲液。

（3）酸度计在进行 pH 值测量时，要保证电极的球泡完全浸入被测介质内，这样才能获得准确的测量结果。

（4）酸度计所使用的电极如为新电极或长期未使用过的电极，则在使用前必须用蒸馏水进行数小时的浸泡。

四、思考题

1. 标准缓冲溶液的 pH 与双黄连口服液的 pH 相差多大为好？

2. 为什么要将复合电极浸泡在纯化水中？

五、实训报告

一、药品检验原始记录

检验日期　　　　　　　　　温　度　　　　　　　　相对湿度

检品名称　　　　　　　　　剂　型　　　　　　　　规　格

生产厂家　　　　　　　　　批　号　　　　　　　　效　期

检验依据　　　　　　　　　检验目的

【相对密度】			
银黄口服液 pH 值			年　月　日
测定份数	第 1 次	第 2 次	第 3 次
银黄口服液 pH			
平均值（pH）			
相对平均偏差（$\overline{Rd}$）			

数据处理：

$\overline{Rd}$ =

标准规定：

结果判定：

实验结论：

检验人：　　　　　　　　　　　　校对人：　　　　　　　　　　共　页　第　页

二、药品检验报告

检品名称			
生产单位			
剂　　型		规　　格	
批　　号		有 效 期	
包　　装		检验数量	
检验目的		检验项目	
检验日期		报告日期	
检验依据			

检验结论：

检验报告人：　　　　　　　　　　　　　　　　审核人：

实训十 维生素B₁片的含量测定

一、实验目的

1. **掌握** 吸光系数法测定药物含量的方法。
2. **熟悉** 紫外-可见分光光度计的原理和操作。

二、实训内容

（一）仪器与材料

1. **仪器** 紫外-可见分光光度仪、100 ml量瓶、移液管、分析天平、研钵。
2. **材料** 盐酸溶液（9→1000）、维生素B₁片。

（二）方法和步骤

取供试品20片，精密称定，研细，精密称取适量（相当于维生素B₁ 25 mg），置100 ml量瓶中，加盐酸溶液（9→1000）约70 ml，振摇15分钟，使维生素B₁溶解，用上述溶剂稀释至刻度，摇匀，用干燥滤纸滤过，精密量取续滤液5 ml，置另一100 ml量瓶中，再加上述溶液稀释至刻度，摇匀，按照紫外-可见分光光度法，在246 nm波长处测定吸光度，以$C_{12}H_{17}ClN_4OS \cdot HCl$的吸收系数（$E_{1cm}^{1\%}$）为421计算，即得。

三、注意事项

（1）本品含维生素B₁（$C_{12}H_{17}ClN_4OS \cdot HCl$）应为标示量的90.0%~110.0%。

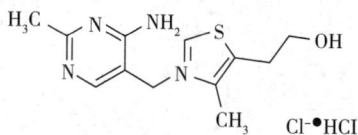

（2）方法原理 维生素B₁结构中的嘧啶环为一芳香杂环，具有紫外吸收。因此可在其最大吸收波长处测定吸光度，进行含量测定。

（3）含量计算

$$标示量（\%）=\frac{\dfrac{A}{E_{1cm}^{1\%}}\times\dfrac{1}{100}\times V\times D\times \overline{W}}{m\times S}\times 100\%$$

式中，A 为测得的吸光度；$E_{1cm}^{1\%}$ 为百分吸收系数；V 为供试品初溶配制的体积（ml）；D 为稀释倍数；$\overline{W}$ 为平均片重（克/片）；m 为供试品的取样量（g）；S 为标示量。

（4）操作注意事项如下。

1）仪器的准备

开启电源，使仪器预热 20 分钟。开机前，先确保仪器样品室内光路无遮挡，以免影响仪器自检。

2）仪器的操作步骤

①设置波长（246 nm）；②吸光度测定；③数据记录与结果处理。

3）将比色皿洗净、装盒，关机。

4）填写仪器使用记录。

5）维生素 B$_1$ 的紫外吸收峰随溶液酸碱度的变化而不同，因此要严格控制溶液的酸碱度。

四、思考题

1. 单色光不纯对于测得的吸收曲线有何影响？

2. 利用邻组同学的实验结果，比较同一溶液在相同仪器上测得的吸光度有无不同，并试做解释。

五、实训报告

一、药品检验原始记录

检验日期　　　　　　　　　　温　　度　　　　　　　　　相对湿度

检品名称　　　　　　　　　　剂　　型　　　　　　　　　规　　格

生产厂家　　　　　　　　　　批　　号　　　　　　　　　效　　期

检验依据　　　　　　　　　　检验目的

【含量测定】

波长：$\lambda =$　　　　　　　吸收系数：$E_{1cm}^{1\%} =$　　　　　吸收池：

取样量：　片　　　　　　　　20片总重：　　　　　　　　标示量：　　mg

数据记录：

	样品Ⅰ	样品Ⅱ	样品Ⅲ
片粉称量（g）			
吸光度（A）	A_1　A_2　A_3	A_1　A_2　A_3	A_1　A_2　A_3

平均值

样品Ⅰ：维生素B_1片标示量（%）=

样品Ⅱ：维生素B_1片标示量（%）=

样品Ⅲ：维生素B_1片标示量（%）=

$\overline{Rd}=$

《中国药典》标准规定：

本品含维生素B_1（$C_{12}H_{17}ClN_4OS \cdot HCl$）应为标示量的90.0%~110.0%。

【检验结果】

检验人：　　　　　　　　　校对人：　　　　　　　　　共　　页　　第　　页

二、药品检验报告

检品名称			
生产单位			
剂　型		规　格	
批　号		有 效 期	
包　装		检验数量	
检验目的		检验项目	
检验日期		报告日期	
检验依据			

检验结论：

检验报告人：　　　　　　　　　　　　　　　　　　　　审核人：

实训十一　维生素C注射液的含量测定

一、实训目的

1. **掌握**　注射液含量测定时排除附加剂（稳定剂）干扰的常用方法和操作技能；正确的测定操作和计算方法。

2. **了解**　维生素C注射液含量测定的原理和方法。

二、实训原理

维生素C分子结构中的连二烯醇基具有较强的还原性，在酸性溶液中，被碘定量地氧化，因此，可以用碘量法测定其含量。

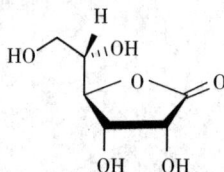

由于维生素C注射液中加有适量焦亚硫酸钠为稳定剂，焦亚硫酸钠具有还原性，会与碘滴定液发生氧化还原反应，导致含量测定结果偏高，故可在滴定前加入丙酮，使其生成加成物，从而排除抗氧剂对测定的干扰。

三、实训步骤

（一）仪器与材料

1. **仪器**　酸式滴定管、量杯（筒）、锥形瓶。

2. **材料**　维生素C注射液、碘滴定液（0.1 mol/L）、丙酮、稀醋酸、淀粉指示液。

（二）操作步骤

精密量取本品适量（约相当于维生素C 0.2g），加水15 ml与丙酮2 ml，摇匀，放置5分钟，加稀醋酸4 ml与淀粉指示液1 ml，用碘滴定液（0.05 mol/L）滴定，至溶液显蓝色并持续30秒不褪。每1 ml碘滴定液（0.05 mol/L）相当于8.806 mg的维生素C（$C_6H_8O_6$）。

四、注意事项

（1）本品含维生素C应为标示量的93.0%~107.0%。

（2）维生素C分子结构中的连二烯醇基具有较强的还原性，在酸性溶液中，被碘定量地氧化，因此，可以用碘量法测定其含量。

（3）焦亚硫酸钠、亚硫酸氢钠或亚硫酸钠等抗氧剂，可与丙酮或甲醛反应生成加成物，从而排除抗氧剂对测定的干扰。

（4）含量计算

$$标示量\% = \frac{V \times F \times T \times 每支容量}{V_供 \times S} \times 100\%$$

式中，V为供试品消耗滴定液的体积（ml）；T为滴定度（mg/ml）；F为滴定液浓度校正因数；$V_供$为供试品取样量（ml）；S为标示量。

（5）操作注意事项如下。

1）滴定操作多在酸性溶液中进行，虽然在酸性溶液中维生素C受空气中氧的氧化速度减慢，较为稳定，但供试液加稀醋酸后仍需立即进行操作。

2）用碘量瓶进行滴定操作，放置5分钟时应将碘量瓶瓶塞盖住，以避免空气中的氧气氧化维生素C。

3）放置5分钟是为了使丙酮与供试品中附加剂充分反应。

五、思考题

1. 氧化还原滴定法主要包括哪些方法？

2. 碘量法加入淀粉指示剂时机有何不同？

六、实训报告

一、药品检验原始记录

检验日期   温　　度   相对湿度

检品名称   剂　　型   规　　格

生产厂家   批　　号   效　　期

检验依据   检验目的

【含量测定】

滴定液F值：　　　　　　　　　滴定度（T）：　　　　　　　滴定管：　　色　　ml

取样量：5瓶（支）注射液　　　每支容量：　　ml　　　　　　精密量取量：　　ml

数据记录：　　　　　　　　样品1　　　　　　　　　样品2　　　　　　　　　样品3

供试品取量（ml）

消耗滴定液体积（ml）　　　　　终读数　　　　　　　　　终读数　　　　　　　　　终读数

　　　　　　　　　　　　　　－初读数　　　　　　　　－初读数　　　　　　　　－初读数

　　　　　　　　　　　　　　消耗体积　　　　　　　　消耗体积　　　　　　　　消耗体积

样品Ⅰ：维生素C注射液标示量（%）＝

样品Ⅱ：维生素C注射液标示量（%）＝

样品Ⅲ：维生素C注射液标示量（%）＝

$\overline{Rd}$＝

标准规定：本品含维生素C（$C_6H_8O_6$）应为标示量的93.0%~107.0%。

检验结果：

检验人：　　　　　　　　　　校对人：　　　　　　　　　　　　共　页　第　页

二、药品检验报告

检品名称			
生产单位			
剂　　型		规　　格	
批　　号		有 效 期	
包　　装		检验数量	
检验目的		检验项目	
检验日期		报告日期	
检验依据			

检验结论：

检验报告人：　　　　　　　　　　　　　　　审核人：

实训十二　双黄连口服液中黄芩苷的含量测定

一、实训目的

1. **掌握**　黄芩苷含量测定的正确操作和有关计算方法。
2. **熟悉**　双黄连口服液中黄芩苷含量测定的原理和方法。
3. **了解**　双黄连口服液的质量标准。

二、实训内容

（一）仪器与材料

1. **仪器**　高效液相色谱仪、50ml容量瓶、移液管、微量进样针、超声处理器。
2. **材料**　双黄连口服液、甲醇。

（二）方法与步骤

1. **色谱条件与系统适用性试验**　以十八烷基硅烷键合硅胶为填充剂；以甲醇–水–冰醋酸（50：50：1）为流动相；检测波长为274 nm。理论塔板数按黄芩苷峰计算应不低于1500。

2. **测定方法**

（1）对照品溶液的制备　取黄芩苷对照品适量，精密称定，加50%甲醇制成每1 ml含0.1 mg的溶液，即得。

（2）供试品溶液的制备　精密量取双黄连口服液1 ml，置50 ml量瓶中，加50%甲醇适量，超声处理20分钟，放置至室温，加50%甲醇稀释至刻度，摇匀，即得。

（3）测定法　分别精密吸取对照品溶液与供试品溶液各5 µl，注入液相色谱仪，测定，即得。

三、注意事项

1. **方法原理**　双黄连口服液是由金银花、黄芩、连翘按照特定工艺制备的棕红色澄清液体，每支10 ml。根据药味的主要成分，《中国药典》（2015年版）分别以绿原酸、黄芩苷和连翘苷为指标控制双黄连口服液中金银花、黄芩和连翘的含量。因药材原料、生产工艺等因素的不同，不同厂家的双黄连口服液中黄芩苷的含量会有所差别，试验时以购买同一家同一批号的产品为宜。

2. 含量计算

$$含量（mg/ml）= \frac{A_x}{A_R} \times C_R \times D$$

式中，A_x为供试品溶液黄芩苷峰的峰面积，A_R为对照品溶液黄芩苷峰的峰面积，C_R为黄芩苷对照品溶液的浓度（mg/ml），D为稀释倍数。

3. 操作注意事项

（1）黄芩苷是黄芩的主要成分，具有弱酸性，可溶于乙醇。测定时采用超声处理可加速有效成分的提取，流动相中加入少量的冰醋酸，可改善其分离度。

（2）双黄连口服液中药味成分较多，实验过程中，应根据黄芩苷对照品溶液色谱图中黄芩苷峰的保留时间来确定供试品溶液色谱图中的黄芩苷峰。

（3）本实验采用外标法定量，要求对照品溶液和供试品溶液的进样量应准确，最好选择自动进样系统或适宜的进样环，以避免进样误差对结果的影响。对照品与供试品应分别连续进样3次后取平均值。

四、思考题

1. 请写出高效液相色谱仪的五大系统。

2. 中药制剂中含量测定常用的方法有哪些？

五、实训报告

一、药品检验原始记录

检验日期	温　度	相对湿度
检品名称	剂　型	规　格
生产厂家	批　号	效　期
检验依据	检验目的	

【含量测定】

取样量：　瓶　　　　　　　每瓶容量（ml）：　　　　　　　标示量：　　mg/ml

数据记录：对照品溶液的浓度（mg/ml）　C_R=

	样品Ⅰ	样品Ⅱ	样品Ⅲ
样品取量（ml）			
对照品吸收峰面积（A_R）			
供试品吸收峰面积（A_X）			

样品Ⅰ：双黄连口服液中黄芩苷含量（mg/ml）=

样品Ⅱ：双黄连口服液中黄芩苷含量（mg/ml）=

样品Ⅲ：双黄连口服液中黄芩苷含量（mg/ml）=

《中国药典》标准规定：

本品每1ml含黄芩按黄芩苷（$C_{21}H_{18}O_{11}$）计，不得少于10.0mg。

【检验结果】

检验人：　　　　　　　　校对人：　　　　　　　　　　　共　页　第　页

二、药品检验报告

检品名称			
生产单位			
剂　　型		规　　格	
批　　号		有 效 期	
包　　装		检验数量	
检验目的		检验项目	
检验日期		报告日期	
检验依据			
检验结论：			

检验报告人：　　　　　　　　　　　　　　　　　　审核人：

实训十三　牛黄解毒片中黄芩苷的含量测定

一、实训目的

1. **掌握**　高效液相色谱法的一般操作步骤和技能。
2. **熟悉**　外标法测定黄芩苷含量的原理。
3. **了解**　高效液相色谱法测定待测组分含量的设计思路。

二、实训内容

（一）仪器与材料

1. **仪器**　高效液相色谱仪、研钵、托盘天平（感量0.1 g）、电子天平（感量0.001 g）、具塞锥形瓶、量瓶、漏斗、超声波提取器、微量注射器、通风橱、蒸发皿、100 ml容量瓶、10 ml容量瓶。

2. **材料**　甲醇、乙醇、磷酸、黄芩苷对照品。

（二）方法与步骤

牛黄解毒片由八味药材组成，以黄芩中黄芩苷的含量作为控制牛黄解毒片的质量指标。

1. **供试品溶液的制备**　取牛黄解毒片20片（除去包衣），精密称定，研细，取约0.6 g精密称定，至锥形瓶中，加70%乙醇30 ml，超声处理（功率250 W，频率33 kHz）20分钟，放冷，过滤，滤液置100 ml量瓶中，用少量70%乙醇分次洗涤容器和残渣，洗液滤于同一量瓶中，加70%乙醇至刻度，摇匀，精密量取2 ml，至10 ml量瓶中，加70%乙醇至刻度，摇匀，即得。

2. **对照品溶液的制备**　取黄芩苷对照品适量，精密称定，加甲醇制成每1 ml中含30 μg的对照品溶液。

3. **含量测定**　照高效液相色谱法（通则0512）测定。

（1）色谱条件与系统适用性实验　以用十八烷基硅烷键合硅胶为填充剂；甲醇－

水－磷酸（45：55：0.2）为流动相；检测波长为315 nm；理论塔板数按黄芩苷峰计算应不低于3000。

（2）测定法 分别精密吸取对照品溶液5 μl与供试品溶液10 μl，注入色谱仪，测定即得。

（3）含量计算

$$含量（mg/片）= \frac{C_供 \times D \times V \times 平均片重}{W_供}$$

式中，$C_供$为供试品的浓度，D为稀释倍数，V为定容体积。《中国药典》规定，本品每片中以黄芩苷（$C_{21}H_{18}O_{11}$）计，小片不得少于3.0 mg；大片不得少于4.5 mg。

三、注意事项

（1）本实验采用外标法定量，要求对照品溶液和供试品溶液的进样量应准确，最好选择自动进样系统或适宜的进样环，以避免进样误差对结果的影响。对照品与样品应分别连续进样3次后取平均值。

（2）高效液相色谱仪在使用过程中流动相需要注意脱气和过滤。

四、思考题

1. 请写出高效液相色谱仪的操作流程。

2. 色谱系统适用性实验包括哪些？

五、实训报告

一、药品检验原始记录

检验日期　　　　　　　　　温　　度　　　　　　　　　相对湿度

检品名称　　　　　　　　　剂　　型　　　　　　　　　规　　格

生产厂家　　　　　　　　　批　　号　　　　　　　　　效　　期

检验依据　　　　　　　　　检验目的

【含量测定】

取样量：　　　片　　　　　　平均片重：　　　g　　　　　　标示量：　　　mg

数据记录：

对照品溶液的浓度（mg/ml）C_R=

	样品Ⅰ	样品Ⅱ	样品Ⅲ

样品取量（g）

对照品吸收峰面积（A_R）

供试品吸收峰面积（A_X）

样品Ⅰ：牛黄解毒片黄芩苷含量（mg/ml）=

样品Ⅱ：牛黄解毒片黄芩苷含量（mg/ml）=

样品Ⅲ：牛黄解毒片中黄芩苷含量（mg/ml）=

$\overline{Rd}$=

《中国药典》标准规定：

本品每片中以黄芩苷（$C_{21}H_{18}O_{11}$）计，小片不得少于3.0mg；大片不得少于4.5mg。

【检验结果】

检验人：　　　　　　　　　校对人：　　　　　　　　　共　　页　第　　页

二、药品检验报告

检品名称			
生产单位			
剂　　型		规　　格	
批　　号		有　效　期	
包　　装		检验数量	
检验目的		检验项目	
检验日期		报告日期	
检验依据			

检验结论：

检验报告人：　　　　　　　　　　　　　　　　　　　　　　审核人：

实训十四　北豆根胶囊总生物碱的含量测定

一、实训目的

1. **掌握**　滴定分析法的一般步骤和操作技能。
2. **熟悉**　滴定分析法测定原理；酸碱指示剂的选择原则。
3. **了解**　滴定分析法的具体过程。

二、实训内容

（一）仪器与材料

1. **仪器**　电子天平（感量0.01 g、0.0001 g）、250 ml锥形瓶、50 ml移液管、50 ml量杯、5 ml量杯、洗瓶、50 ml玻塞滴定管、水浴锅。

2. **材料**　氢氧化钠滴定液（0.1 mol/L）、过氧化氢试液、甲基红指示液、硫酸滴定液（0.05 mol/L）。

（二）方法与步骤

北豆根是清热解毒的中药，主要用于咽喉和牙龈肿痛。

本品含生物碱以蝙蝠葛碱（$C_{38}H_{44}N_2O_6$）计，应为标示量的90.0%~110.0%。

含量测定　（规格：每粒含总生物碱30 mg）

取本品内容物，研细，取适量（约相当于总生物碱80 mg），精密称定，置具塞锥形瓶中，加入乙酸乙酯25 ml，加塞振摇30分钟，滤过，用乙酸乙酯10 ml分三次洗涤容器及滤渣，洗液与滤液合并，置水浴上蒸干，残渣用无水乙醇10 ml溶解，精密加入硫酸滴定液（0.01 mol/L）25 ml，再加甲基红指示剂2滴，用氢氧化钠滴定液（0.01 mol/L）滴定，即得。每1 ml硫酸滴定液（0.01 mol/L）相当于的蝙蝠葛碱6.248 mg（$C_{38}H_{44}N_2O_6$）

计算：北豆根胶囊总生物碱标示量（%）$= \dfrac{\left(V_{总H_2SO_4} - \dfrac{C_{NaOH}V_{NaOH}}{2C_{H_2SO_4}}\right)TF\overline{W}}{W_供 \times S_标} \times 100\%$

三、注意事项

（1）滴定分析注意玻璃仪器的使用方法。

（2）有效数字位数的保留。

（3）水浴：98~100℃；热水：70~80℃；微温或温水：40~50℃；室温（常温）：10~30℃；冷水：2~10℃；冰浴：0℃；放冷：放至室温。

四、思考题

1. 加乙酸乙酯作用是什么？

2. 什么是空白试验，需要做空白试验吗？

3. 取样量范围如何计算？

五、实训报告

一、药品检验原始记录

检验日期   温 度   相对湿度

检品名称   剂 型   规 格

生产厂家   批 号   效 期

检验依据   检验目的

【含量测定】

计算：

标准规定：

结果判定：

实验结论：

检验人：   校对人：   共 页 第 页

二、药品检验报告

检品名称			
生产单位			
剂　　型		规　　格	
批　　号		有 效 期	
包　　装		检验数量	
检验目的		检验项目	
检验日期		报告日期	
检验依据			
检验结论：			

检验报告人：　　　　　　　　　　　　　　　　审核人：

实训十五　维生素E软胶囊的含量测定

一、实训目的

1. **掌握**　气相色谱法测定药物含量的原理及方法。
2. **熟悉**　维生素E软胶囊含量测定的操作条件及要点。

二、实训内容

（一）仪器与材料

1. **仪器**　气相色谱仪、火焰氢离子化监测器（FID）、移液管、棕色具塞瓶、分析天平。
2. **材料**　维生素E软胶囊、正三十二烷、正己烷。

（二）方法和步骤

1. **色谱条件与系统适应性试验**　以硅酮（OV-17）为固定液、涂布浓度为2%的填充柱，或用100%二甲基聚硅氧烷为固定液的毛细管柱；柱温265℃。理论塔板数按维生素E峰计算不低于500（填充柱）或5000（毛细管柱），维生素E峰与内标物质峰的分离度应符合要求。

2. **测定方法**

（1）校正因子的测定　取正三十二烷适量，加正己烷溶解并稀释成每1 ml中含1.0 mg的溶液，作为内标溶液。另取维生素E对照品约20 mg，精密称定，置棕色具塞瓶中，精密加内标溶液10 ml，密塞，振摇使溶解，取1~3 μl注入气相色谱仪，计算校正因子。

（2）测定法　取本品20粒，分别精密称定重量后，倾出内容物（不得损失囊壳），混合均匀，取适量（约相当于维生素E 20 mg），精密称定，置棕色具塞瓶中，精密加内标溶液10 ml，密塞，振摇使溶解，取1~3 μl注入气相色谱仪，测定，计算，既得。

三、注意事项

（1）本品含合成或天然维生素E（$C_{31}H_{52}O_3$）应为标示量的90.0%~110.0%。

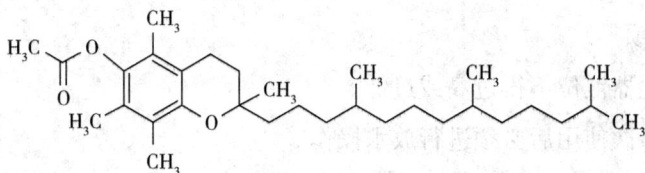

（2）方法原理　维生素E原料及制剂各国药典多采用气相色谱法，该法具有高度选择性，可分离维生素E及其异构体，选择性地测定维生素E。维生素E的沸点虽高达350℃，但仍可不需经衍生化直接用气相色谱法测定含量。《中国药典》2010年版收载的维生素E及其制剂均采用气相色谱法测定含量。

（3）含量计算

$$校正因子(f) = \frac{A_S/C_S}{A_R/C_R}$$

$$C_x = f \times \frac{A_x}{A_S/C_S}$$

$$标示量（\%） = \frac{C_x \times D \times V \times 平均装量}{m \times S} \times 100\%$$

式中，C_X为供试品溶液中测定组分的浓度（mg/ml）；D为供试品的稀释倍数；V为供试品溶液原始体积（ml）；m为供试品的取样量（g）；S为标示量。

（4）气相色谱仪操作规程

1）打开稳压电源。

2）依次打开氮气阀和净化器上的载气开关阀，检查是否漏气，保证气密性良好。

3）调节总流量为适当值（通过刻度的流量表测得）。

4）调节分流阀使分流流量为实验所需的流量（用皂膜流量计在气路系统面上实际测量），柱流量即为总流量减去分流量。

5）打开空气开关阀和氢气开关阀，调节空气、氢气流量为适当值。

6）根据实验需要设置柱温、进样口温度和FID检测器温度。

7）打开计算机与工作台。

8）当FID检测器温度达到150℃以上，按"FIRE"键点燃FID检测器火焰。

9）设置FID检测器灵敏度和输出信号衰减。

10）待所设参数达到设置值后，即可进样分析。

11）实验完毕后，先关闭氢气与空气，后用氮气将色谱柱吹净并关机。

（5）注意事项

1）氢气发生器液位不得过高或过低。

2）空气源每次使用后必须进行放水操作。

3）进样操作要迅速，每次操作要保持一致。

4）使用完毕，须在记录本上记录使用情况。

四、思考题

1. 气相色谱测定维生素E含量时为什么使用内标法？

2. 试述气相色谱法的特点及分析适用范围。

五、实训报告

一、药品检验原始记录

检验日期　　　　　　　　　温　　度　　　　　　　　相对湿度
检品名称　　　　　　　　　剂　　型　　　　　　　　规　　格
生产厂家　　　　　　　　　批　　号　　　　　　　　效　　期
检验依据　　　　　　　　　检验目的

【含量测定】
取样量：　　粒　　　　　　　总粒重（g）：　　　　　　　标示量：　　g/支
数据记录：
内标物质的浓度（mg/ml）C_s=
对照品的浓度（mg/ml）C_R=

	样品Ⅰ	样品Ⅱ	样品Ⅲ

样品取量（g）
内标物质的峰面积（A_s）

对照品吸收峰面积（A_R）

供试品吸收峰面积（A_X）
样品Ⅰ：维生素E胶丸标示量（%）=

样品Ⅱ：维生素E胶丸标示量（%）=

样品Ⅲ：维生素E胶丸标示量（%）=

$\overline{Rd}$=
《中国药典》标准规定：
本品含合成或天然型维生素E（$C_{31}H_{52}O_3$）应为标示量的90.0%~110.0%。
【检验结果】

检验人：　　　　　　　　　校对人：　　　　　　　　共　页　第　页

二、药品检验报告

检品名称			
生产单位			
剂　　型		规　　格	
批　　号		有 效 期	
包　　装		检验数量	
检验目的		检验项目	
检验日期		报告日期	
检验依据			

检验结论：

检验报告人：　　　　　　　　　　　　　　　　审核人：

实训十六　舒筋活络酒中乙醇的含量测定

一、实训目的

1. **掌握**　气相色谱仪的一般流程。
2. **熟悉**　内标法的原理及其应用。

二、实训内容

（一）仪器与材料

1. **仪器**　气相色谱仪、键合交联聚乙二醇为固定液的毛细管色谱柱、火焰氢离子化监测器（FID）、氢气钢瓶、微量注射器（20 μl）、温度计（0~60 ℃或0~100 ℃）、容量瓶、移液管。

2. **材料**　无水乙醇（色谱纯或分析纯）对照品、正丙醇（色谱纯或分析纯）对照品、舒筋活络酒、纯化水。

（二）方法与步骤

1. **色谱条件与系统适用性试验色谱仪**　SC-2000气相色谱仪。键合交联聚乙二醇为固定液的毛细管色谱柱（柱长：30 m，内径：0.53 mm，膜厚度：1 μm），柱温：起始温度为50 ℃，维持7分钟，再以每分钟10 ℃的速度升温至110 ℃；进样口温度：190 ℃；检测器温度：220 ℃；载气：氮气；进样量：2μl；内标物：正丙醇；理论板数：按乙醇峰计算应不低于8000；分离度：试样与内标物质峰的分离度应大于2。

2. **标准溶液的制备**　精密量取恒温20 ℃的无水乙醇各4.00 ml、5.00 ml、6.00 ml，分别置于3个100 ml容量瓶中，分别精密量取恒温20 ℃的正丙醇各5.00 ml至上述3个容量瓶中，加水稀释至刻度，摇匀即得三种不同乙醇浓度的标准溶液。

3. **供试品溶液的制备**　精密量取恒温20 ℃的供试品适量（相当于乙醇5 ml），置于100 ml量瓶中，再精密量取恒温20 ℃的正丙醇5.00 ml，加水稀释至刻度，摇匀即得。

4. 校正因子的测定　精密量取恒温20℃的上述三种标准溶液各 2 μl，按气相色谱法测定，分别连续进样 3 次，测定并记录无水乙醇和内标物质正丙醇的峰面积。

5. 供试液的测定　待基线平直后，取供试品溶液 2 μl，分别连续进样 3 次，按气相色谱法测定，记录供试品中待测成分乙醇和内标物质正丙醇的峰面积，按下式计算供试品中乙醇的含量。

$$f=\frac{A_S/C_S}{A_R/C_R}=\frac{A_S}{A_R}\times\frac{C_R}{C_S}$$

式中，A_S 为内标物质的峰面积（或峰高）；A_R 为对照品的峰面积（或峰高）；C_S 为内标物质的浓度；C_R 为对照品的浓度。

$$C_x=f\times\frac{A_x\times C'_S}{A'_S}$$

$$w\%=\frac{C_x}{C_配}\times100\%$$

式中，A_x 为供试品中乙醇的峰面积（或峰高）；A_S 为供试品中内标的峰面积（或峰高）；C_S 为供试品溶液内标的浓度；C_x 为供试品溶液中乙醇的浓度。

三、注意事项

（1）开机之前一定要检查气路密封是否良好。

（2）仪器如出现故障，应及时报告专业维修单位或专职维修人员。

（3）仪器室内严禁吸烟或进行任何无关明火操作。

四、思考题

1. 内标物质如何选择?

2. 写出气相色谱仪的操作流程。

五、实训报告

一、药品检验原始记录

检验日期   温　度   相对湿度

检品名称   剂　型   规　格

生产厂家   批　号   效　期

检验依据   检验目的

【含量测定】

数据记录：

编号	标准乙醇体积/样品体积	正丙醇体积	乙醇峰面积	正丙醇峰面积
标1	4.00	5.00		
标2	5.00	5.00		
供试液	6.67	5.00		

计算：

检验人：   校对人：   共　页　第　页

二、药品检验报告

检品名称			
生产单位			
剂　　型		规　　格	
批　　号		有 效 期	
包　　装		检验数量	
检验目的		检验项目	
检验日期		报告日期	
检验依据			
检验结论：			

检验报告人：　　　　　　　　　　　　　　　　审核人：

实训十七　肌苷注射液的含量测定

一、实训目的

1. **掌握**　高效液相色谱法测定肌苷含量的原理和操作技术。
2. **熟悉**　外标法计算药物含量的方法及结果判定。
3. **了解**　高效液相色谱法在药物定量分析中的应用。

二、实训内容

（一）仪器与材料

1. **仪器**　高效液相色谱仪、C_{18}色谱柱、微量进样器、微孔滤膜、针式过滤器、超声波清洗剂、真空循环水泵、溶剂过滤器、具塞塑料离心管、容量瓶、吸量管等。

2. **材料**　肌苷对照品、肌苷注射液、甲醇（色谱纯）、重蒸馏水、盐酸溶液、氢氧化钠溶液等。

（二）方法与步骤

1. **流动相的配制**　将甲醇–水按10∶90配制为流动相。

2. **色谱条件与系统适用性试验**　用十八烷基硅烷键合硅胶为填充剂；以甲醇–水（10∶90）为流动相；检测波长：248 nm。取肌苷对照品约10 mg，加1 mol/L盐酸溶液1 ml，80℃水浴加热10分钟，放冷，加1 mol/L氢氧化钠溶液1 ml，加水至50 ml，取20 μl注入液相色谱仪，调整色谱系统，肌苷峰与相邻杂质峰的分离度应符合要求，理论塔板数按肌苷峰计算不低于2000。

3. **测定法**　精密量取供试液适量，加水稀释，制成每1 ml中约含20 μg的溶液，摇匀，作为供试品溶液，精密量取20 μl注入液相色谱仪，记录色谱图；另精密称取肌苷对照品适量，制成同浓度的溶液，同法测定，按外标法以峰面积计算，即得。

$$标示量（\%）=C_R \times \frac{A_x \times D \times V_{每支}}{A_R \times S_标} \times 100\%$$

式中，A_X为供试品峰面积；A_R为对照品的峰面积；C_R为对照品的浓度（mg/ml）；

$V_{每支}$为供试品每支的体积（ml）；D为供试品的稀释倍数；$S_{标}$为标示量。

三、注意事项

（1）流动相流速的选择非常重要，在色谱柱选定后，流动相的流速直接影响柱效。所以，在实际运用中，应在满足分离度的前提下，适当提高流速。

（2）选择流动相时，溶剂的纯度要高，且与固定相不互溶，保持色谱柱的稳定性，且流动相在检测波长下不应有吸收。

四、思考题

1. 高效液相色谱流动相的作用是什么？

2. 高效液相色谱法流动相、供试品和对照品脱气、过滤的目的是什么？

3. 高效液相色谱仪有哪几大系统构成？

五、实训报告

一、药品检验原始记录

检验日期　　　　　　　　温　　度　　　　　　　　相对湿度

检品名称　　　　　　　　剂　　型　　　　　　　　规　　格

生产厂家　　　　　　　　批　　号　　　　　　　　效　　期

检验依据　　　　　　　　检验目的

【含量测定】

仪器型号：　　　　　　取样量：　　　　　每支容量（ml）：

标示量：　　mg/ml　　　稀释倍数：

数据记录：对照品溶液的浓度（mg/ml）$C_R=$

对照品吸收峰面积（A_R）

供试品吸收峰面积（A_X）

样品 I：肌苷注射液标示量（％）=

样品 II：肌苷注射液标示量（％）=

$\overline{Rd}=$

《中国药典》2015 年版规定其含肌苷（$C_{10}H_{12}N_4O_5$）应为标示量的 90.0％～110.0％。

【检验结果】

检验人：　　　　　　　　　　　校对人：　　　　　　　　　　共　页　第　页

二、药品检验报告

检品名称			
生产单位			
剂　　型		规　　格	
批　　号		有 效 期	
包　　装		检验数量	
检验目的		检验项目	
检验日期		报告日期	
检验依据			

检验结论：

检验报告人：　　　　　　　　　　　　　　　　　　审核人：

第三部分

综合实训

实训十八 银黄口服液的检验

一、实训目的

掌握 银黄口服液全面检验的一般步骤和实训技能；检验报书的正确书写方法。

二、实训内容

（一）仪器与材料

1. 仪器 称量纸、电子天平（感量0.0001g）、托盘天平、移液管、容量瓶（50 ml、100 ml、250 ml）、量筒、长颈漏斗、滤纸、铁架台、高效液相色谱仪、烧杯、坩埚或表面皿、比重瓶、滤纸、紫外荧光暗箱、聚酰胺薄层板（购买）、恒温水浴、标化量筒（10 ml）、棕色量瓶、溶剂过滤器等。

2. 材料 甲醇、乙腈、磷酸、醋酸、75%乙醇、0.4%磷酸、50%甲醇、对照品（黄芩苷、绿原酸）。

（二）方法与步骤

查阅资料，设计方案，参考《中国药典》（2015年版）一部、四部。

银黄口服液（yinhuang koufuye）

【处方】 金银花提取物（以绿原酸计） 2.4g

黄芩提取物（以黄芩苷计） 24g

【性状】 本品为红棕色的澄清液体；味甜，微苦。

【制法】 以上二味，黄芩提取物加水适量使溶解，用8%氢氧化钠溶液调节pH至8，滤过，滤液与金银花提取物合并，用8%氢氧化钠溶液调节pH至7.2，煮沸1小时，滤过，加入单糖浆适量，加水至近全量，搅匀，用8%氢氧化钠溶液调节pH至7.2，加水至1000 ml，滤过，灌封，灭菌，即得。

【鉴别】 （1）取本品1 ml，加5%硝酸钠溶液与10%硝酸铝溶液各0.3 ml，生成黄色沉淀；再加5%氢氧化钠溶液使成碱性，沉淀即溶解，溶液显棕红色。

（2）取本品0.1 ml，加水10 ml，摇匀，取溶液2 ml，加5％二氯氧化锆溶液1~2滴，溶液显黄色，再加盐酸1~2滴，黄色不褪。

【检查】 相对密度　　应不低于1.10（通则0601）

　　　　 pH值　　　　应为5.5~7.0（通则0631）

　　　　 其他　　　　应符合合剂项下有关的各项规定（通则0181）

1. **装量检查法**　单剂量灌装的合剂，照下述方法检查应符合规定。取供试品5支，将内容物分别倒入经标化的量入式量筒内，在室温下检视，每支装量与标示量相比较，少于标示装量的不得多于1支，并不得少于标示装量的95％。

多剂量灌装的合剂，照最低装量检查法（通则0942）检查，应符合规定。

2. **最低装量检查**

（1）重置法（适用于标示装量以重量计的制剂）除另有规定外，取供试品5个（50 g以上者3个），除去外盖和标签，容器外壁用适宜的方法清洁并干燥，分别精密称定重量，除去内容物，容器用适宜的溶剂洗净并干燥，再分别精密称定空容器的重量，求出每个容器内容物的装量与平均装量，均应符合下表的有关规定。如有1个容器装量不符合规定，则另取5个（50 g以上者3个）复试，应全部符合规定。

（2）容置法（适用于标示装量以容量计的制剂）除另有规定外，取供试品5个（50 ml以上者3个），开启时注意避免损失，将内容物转移至预经标化的干燥量入式量筒中（量具的大小应使待测体积至少占其额定体积的40％），黏稠液体倾出后，除另有规定外，将容器倒置15分钟，尽量倾净。2 ml及以下者用预经标化的干燥量入式注射器抽尽。读出每个容器内容物的装量，并求其平均装量，均应符合下表的有关规定。如有1个容器装量不符合规定，则另取5个（50 ml以上者3个）复试，应全部符合规定。

标示装量	注射液及注射用浓溶液		口服及外用固体、半固体、液体；黏稠液体	
	平均装量	每个容器装量	平均装量	每个容器装量
20g（ml）以下	/	/	不少于标示装量	不少于标示装量的93％
20g（ml）至50g（ml）	/	/	不少于标示装量	不少于标示装量的95％
50g（ml）以上	不少于标示装量	不少于标示装量的97％	不少于标示装量	不少于标示装量的97％

3. **微生物限度**　除另有规定外，照非无菌产品微生物限度检查：微生物计数法（通则1105）和控制菌检查法（通则1106）及非无菌药品微生物限度标准（通则1107）检查，应符合规定。

【含量测定】

1.金银花提取物 照高效液相色谱法（通则0512）测定。

（1）色谱条件与系统适应性实验 以十八烷基硅烷基键合硅胶为填充剂；以乙腈为流动相A，以0.4%磷酸溶液为流动相B；检测波长为327 nm，理论塔板数按绿原酸峰计算应不低于2000。

（2）对照品溶液的制备 取绿原酸对照品适量，精密称定，置棕色量瓶中，加50%甲醇制成每1ml含40 μg的溶液，即得。

（3）供试品溶液的制备 精密量取本品1 ml，置50 ml棕色量瓶中，加50%甲醇稀释至刻度，摇匀，滤过，取续滤液，即得。

（4）测定法 分别精密吸取对照品溶液与供试品溶液各10 μl，注入液相色谱仪，测定，即得。

本品每1 ml含金银花提取物以绿原酸（$C_{16}H_{18}O_9$）计，不得少于1.7 mg。

2. 黄芩提取物 照高效液相色谱法（通则0512）测定。

（1）色谱条件与系统适应性试验 以十八烷基硅烷键合硅胶为填充剂；以甲醇–水–磷酸（50∶50∶0.2）为流动相；检测波长为274 nm，理论塔板数按黄芩苷峰计算应不低于2500。

（2）对照品溶液制备 取黄芩苷对照品适量，精密称定，加50%甲醇制成每1 ml含黄芩苷50 μg的溶液，即得。

（3）供试品溶液的制备 精密量取本品1 ml，置50 ml量瓶中，加水稀释至刻度，摇匀，精密量取3 ml，置25 ml量瓶中，加50%甲醇稀释至刻度，摇匀，滤过，取续滤液，即得。

（4）测定法 分别精密吸取对照品溶液与供试品溶液各10 μl，注入液相色谱仪，测定，即得。

本品每1 ml含黄芩提取物以黄芩苷（$C_{21}H_{18}O_{11}$）计，不得少于18.0 mg。

三、注意事项

（1）使用高效液相色谱仪时，如仪器出现故障，应及时报告专业维修单位或专职维修人员。

（2）实验过程中要注意安全。

（3）使用完毕，须在记录本上记录使用情况。

四、思考题

1. 银黄口服液检查项目下包括哪些内容？
2. 高效液相色谱仪包括几大系统，操作步骤是什么？

五、实训报告

检验报告

产品名称		进厂编号	
供货数量		批　号	
请验单位		规　格	
检验日期		报告日期	
生产厂家			
检验依据			
检验项目	标准规定	检验数据	检验结论
【性状】 性状1 性状2 性状3			
【鉴别】 鉴别1 鉴别2			
【检查】 相对密度 pH 装量检查法 最低装量检查 微生物限度检查 【含量测定】			
【结论】			

检验人：　　　　　　　　　　　　　　　　　　　复核人：

实训十九　藿香正气口服液的检验

一、实训目的

掌握　藿香正气口服液全面检验的一般步骤和实训技能；检验报书的正确书写方法。

二、实训内容

（一）仪器与材料

1. **仪器**　称量纸、电子天平（感量0.0001g）、托盘天平、移液管、容量瓶（50 ml、100 ml、250 ml）、量筒、长颈漏斗、滤纸、铁架台、高效液相色谱仪、烧杯、坩埚或表面皿、比重瓶、滤纸、紫外荧光暗箱、硅胶GF254薄层板、恒温水浴、标化量筒（10 ml）、棕色量瓶、溶剂过滤器、硅胶G薄层板等。

2. **材料**　60%乙醇、吐温80、氢氧化钠溶液、石油醚、乙酸乙酯、百秋李醇对照品、硅甲酸、5%香草醛硫酸、乙醚、5%对二甲氨基苯甲醛的10%硫酸乙醇溶液、稀盐酸、正丁醇液、甘草酸铵对照品氨溶液、十八烷基硅烷键合硅胶、紫苏烯对照品、紫苏醛对照品、50%苯基–50%甲基聚硅氧烷、欧前胡素对照品。

（二）方法与步骤

查阅资料，设计方案，参考《中国药典》（2015年版）一部、四部。

藿香正气口服液（Huoxiang Zhengqizhou Koufuye）

【处方】

苍术	80 g	陈皮	80 g
厚朴（姜制）	80 g	白芷	120 g
茯苓	120 g	大腹皮	120 g
生半夏	80 g	甘草浸膏	10 g
广藿香油	0.8 ml	紫苏叶油	0.4 ml

【性状】　本品为棕色的澄清液体；味辛，微甜。

【制法】 以上十味，厚朴加60%乙醇，加热回流1小时，取乙醇液备用。苍术、陈皮、白芷加水蒸馏，收集蒸馏液，蒸馏后的水溶液滤过，备用；大腹皮加水煎煮二次，滤过；茯苓加水煮沸后于80℃温浸二次，滤过；生半夏用水泡至透心后，另加干姜6.8 g，加水煎煮二次，滤过。合并上述各滤液，浓缩至相对密度为1.10~1.20（50℃）的清膏，加入甘草浸膏，混匀，加入2倍量乙醇使沉淀，滤过，滤液与厚朴乙醇提取液合并，回收乙醇，加入吐温80与广藿香油、紫苏叶油的混合液及上述蒸馏液，混匀，加水使全量至1025 ml，用氢氧化钠溶液调节pH至5.8~6.2，静置，滤过，灌装，灭菌，即得。

【鉴别】

（1）取本品20 ml，用石油醚（30~60℃）振摇提取2次，每次25 ml，合并石油醚提取液，低温蒸干，残渣加乙酸乙酯1 ml使溶解，作为供试品溶液。另取百秋李醇对照品，加乙酸乙酯制成每1 ml含1 mg的溶液。再取厚朴酚对照品、和厚朴酚对照品，分别加甲醇制成每1 ml含1 mg的溶液，作为对照品溶液。照薄层色谱法（通则0502）试验，吸取供试品溶液10 μl、对照品溶液各5 μl，分别点于同一硅胶G薄层板上，以石油醚（60~90℃）–乙酸乙酯–甲酸（85∶15∶2）为展开剂，展开，取出，晾干，喷以5%香草醛硫酸溶液，在100℃加热至斑点显色清晰。供试品色谱中，在与百秋李醇对照品色谱相应的位置上，显相同的紫红色斑点；在与厚朴酚、和厚朴酚对照品色谱相应的位置上，显相同颜色的斑点。

（2）取本品20 ml，加乙醚20 ml，振摇提取，分取乙醚层，挥发至约2 ml，作为供试品溶液。另取欧前胡素对照品，加乙醚制成每1 ml含1 mg的溶液，作为对照品溶液。照薄层色谱法（通则0502）试验，吸取上述两种溶液各10 μl，分别点于同一硅胶G薄层板上，以环己烷–乙酸乙酯（4∶1）为展开剂，展开，取出，晾干，置紫外光灯（365nm）下检视。供试品色谱中，在与对照品色谱相应的位置上，显相同颜色的荧光斑点。

（3）取苍术对照药材1 g，加甲醇10 ml，超声处理30分钟，滤过，滤液蒸干，残渣加甲醇1 ml使溶解，作为对照药材溶液。照薄层色谱法（通则0502）试验，吸取〔鉴别〕（2）项下供试品溶液及上述对照药材溶液各10 μl，分别点于硅胶G薄层板上，以石油醚（60~90℃）–乙酸乙酯（19∶1）为展开剂，展开，取出，晾干，喷以5%对二甲氨基苯甲醛的10%硫酸乙醇溶液，加热至斑点显色清晰。供试品色谱中，在与对照药材色谱相应的位置上，显相同的一个污绿色主斑点。

（4）取本品30 ml，用稀盐酸调节pH至4.4以下，用乙醚振摇提取2次，每次10 ml，弃去乙醚液，用水饱和的正丁醇振摇提取3次，每次10 ml，合并正丁醇液，用水洗涤2次，每次10 ml，弃去水液，正丁醇液蒸干，残渣加甲醇2 ml使溶解，作为供试品溶液。另取甘草对照药材1 g，加乙醚20 ml，加热回流15分钟，滤过，弃去乙醚液，药渣挥干溶剂，加甲醇20 ml，超声处理30分钟，滤过，滤液蒸干，残渣加水20 ml使溶解，用正丁醇振摇提取3次，同法制成对照药材溶液。再取甘草酸铵对照品，加甲醇制成每1 ml含2 mg的溶液，作为对照品溶液。照薄层色谱法（通则0502）试验，吸取上述三种溶液各4 μl，分别点于同一硅胶GF254薄层板上，以正丁醇–甲醇–氨溶液（8→10）（5∶1.5∶2）为展开剂，展开，取出，晾干，置紫外光灯（254 nm）下检视。供试品色谱中，在与对照药材色谱和对照品色谱相应的位置上，显相同颜色的斑点。

（5）取本品15 ml，通过十八烷基硅烷键合硅胶固相萃取小柱［先依次用甲醇10 ml、甲醇–水（1∶10）3 ml与水6 ml冲洗］，用水3 ml冲洗，真空抽滤3分钟，再用丙酮洗脱，收集洗脱液2 ml，作为供试品溶液。另取紫苏烯对照品、紫苏醛对照品，加无水乙醇制成每1 ml含紫苏烯0.1 mg与紫苏醛0.2 mg的混合溶液，作为对照品溶液。根据气相色谱法（通则0521）试验，以50%苯基–50%甲基聚硅氧烷为固定相的毛细管柱（柱长为30 m，柱内径为0.25 mm，膜厚度为0.25 μm）；柱温为程序升温：初始温度为60℃，保持1分钟，以每分钟4℃的速率升温至150℃，保持1分钟，再以每分钟15℃的速率升温至250℃，保持3分钟；分流比20∶1。分别吸取对照品溶液与供试品溶液各1 μl，注入气相色谱仪。供试品色谱中应呈现与对照品色谱峰保留时间相同的色谱峰。

【检查】 相对密度 应不低于1.01（通则0601）

　　　　pH值 应为4.5~6.5（通则0631）

　　　　其他 应符合合剂项下有关的各项规定（通则0181）

1. **装量检查法** 单剂量灌装的合剂，照下述方法检查应符合规定。取供试品5支，将内容物分别倒入经校正的干燥量筒内，在室温下检视，每只灌装量与标示量相比较，少于标示装量的不得多于1支，并不得少于标示装量的95%。多剂量灌装的合剂，按最低装量检查法（通则0942）检查。

2. **最低装量检查** 标示装量为不大于2 ml者取供试品5支；2 ml以上至50 ml者取3支；标示量在50 ml以上注射液按照最低装量检查法检查。开启时注意避免损失，将内容物分别用相应体积的干燥注射器及针头抽尽，然后注入预先标化的量筒内，黏稠液体倾出后，将容器倒置15分钟，尽量倾尽，读出每个容器内容物的装量，并求其平均装量，符合规定：50 ml以上不少于标示装量的97%；50~20 ml，不少于标示装量的95%；20 ml及以下不少于标示装量的93%；均不得少于平均装量。如有1个不符合，另取3个复试，应全部符合规定。

3. 微生物限度 同实训十八。

【含量测定】

1. 厚朴 根据高效液相色谱法（通则0512）测定。

（1）色谱条件与系统适用性试验 以十八烷基硅烷键合硅胶为填充剂；以甲醇–异丙醇–水（36∶21∶36）为流动相；检测波长为294 nm。理论板数按厚朴酚峰计算应不低于5000。

（2）对照品溶液的制备 取厚朴酚对照品、和厚朴酚对照品适量，精密称定，分别加甲醇制成每1 ml含厚朴酚0.1 mg、和厚朴酚0.05 mg的溶液，即得。

（3）供试品溶液的制备 精密量取本品5 ml加盐酸2滴，用三氯甲烷振摇提取3次，每次10 ml，合并三氯甲烷液，蒸干，残渣用甲醇溶解，转移至10 ml量瓶中，加甲醇至刻度，摇匀，滤过，取续滤液，即得。

（4）测定法 分别精密吸取对照品溶液与供试品溶液各10 μl，注入液相色谱仪，测定，即得。

本品每1 ml含厚朴以厚朴酚（$C_{18}H_{18}O_2$）与和厚朴酚（$C_{18}H_{18}O_2$）的总量计，不得少于0.30 mg。

2. 陈皮 根据高效液相色谱法（通则0512）测定。

（1）色谱条件与系统适用性试验 以十八烷基硅烷键合硅胶为填充剂；以甲醇–0.4%醋酸溶液（35∶65）为流动相；检测波长为283 nm。理论板数按橙皮苷峰计算应不低于2000。

（2）对照品溶液的制备 取橙皮苷对照品适量，精密称定，加甲醇制成每1 ml含60 μg的溶液，即得。

（3）供试品溶液的制备 精密量取本品10 ml，置25 ml量瓶中，加甲醇稀释至刻度，摇匀，滤过，取续滤液，即得。

（4）测定法 分别精密吸取对照品溶液与供试品溶液各5 μl，注入液相色谱仪，测定，即得。

本品每1 ml含陈皮以橙皮苷（$C_{28}H_{34}O_{15}$）计，不得少于0.10 mg。

三、注意事项

（1）使用高效液相色谱仪时，如仪器出现故障，应及时报告专业维修单位或专职维修人员。

（2）实验过程中要注意安全。

（3）使用完毕，须在记录本上记录使用情况。

四、思考题

1. 藿香正气口服液检查项目下包括哪些内容？

2. 高效液相色谱仪包括几大系统，操作步骤是什么？

五、实训报告

检验报告

产品名称		进厂编号	
供货数量		批　号	
请验单位		规　格	
检验日期		报告日期	
生产厂家			
检验依据			
检验项目	标准规定	检验数据	检验结论
【性状】 性状1 性状2 性状3			
【鉴别】 鉴别1 鉴别2 鉴别3 鉴别4 鉴别5			
【检查】 相对密度 pH 装量检查法 最低装量检查 微生物限度检查			
【含量测定】			
【结论】			

检验人：　　　　　　　　　　　　　　　　　　　　复核人：

实训二十　牛黄解毒片的检验

一、实训目的

掌握　牛黄解毒片全面检验的一般步骤和实训技能；检验报书的正确书写方法。

二、实训内容

（一）仪器与材料

1. 仪器　称量纸、电子天平（感量0.0001g）、托盘天平、移液管、容量瓶（50 ml、100 ml、250 ml）、量筒、长颈漏斗、滤纸、铁架台、高效液相色谱仪、烧杯、坩埚或表面皿、比重瓶、滤纸、紫外荧光暗箱、聚酰胺薄层板（购买）、恒温水浴、标化量筒（10 ml）、棕色量瓶、溶剂过滤器、显微镜等。

2. 材料　环己烷、冰片、乙醇、二氯甲烷、5%磷钼酸乙醇溶液、盐酸、乙醚、羧甲基纤维素钠、乙酸乙酯、4%醋酸钠的羧甲基纤维素钠、1%三氯化铁乙醇、石油醚、10%亚硫酸氢钠、对照品（冰片、大黄素、黄芩苷）。

（二）方法与步骤

查阅资料，设计方案，参考《中国药典》（2015年版）一部、四部。

牛黄解毒片（Niuhuang Jiedu Pian）

【处方】

人工牛黄	5 g	雄黄	50 g
石膏	200 g	大黄	200 g
黄芩	150 g	桔梗	100 g
冰片	25 g	甘草	50 g

【性状】　本品为素片、糖衣片或薄膜衣片，素片或包衣片除去包衣后显棕黄色；有冰片香气，味微苦、辛。

【制法】　以上八味，雄黄水飞成极细粉；大黄粉碎成细粉；人工牛黄、冰片研细；其余黄芩等四味加水煎煮二次，每次2小时，滤过，合并滤液，滤液浓缩成稠膏或干燥成干浸膏，加入大黄、雄黄粉末，制粒，干燥，再加入人工牛黄、冰片粉末，混匀，压制成1000片（大片）或1500片（小片），或包糖衣或薄膜衣，即得。

【鉴别】

（1）取本品，置显微镜下观察：草酸钙簇晶大，直径60~140 μm（大黄）；不规则碎块金黄色或橙黄色，有光泽（雄黄）。

（2）取本品5片，研细，加环己烷10 ml，充分振摇，放置30分钟，滤过，滤液作为供试品溶液。另取冰片对照品，加乙醇制成每1 ml含5 mg的溶液，作为对照品溶液。照薄层色谱法（通则0502）试验，吸取供试品溶液5 μl，对照品溶液2 μl，分别点于同一硅胶G薄层板上，以二氯甲烷为展开剂，展开，取出，晾干。喷以5%磷钼酸乙醇溶液在105℃加热至斑点显色清晰。供试品色谱中，在与对照品色谱相应的位置上，显相同颜色的斑点。

（3）取本品2片，研细，加三氯甲烷10 ml研磨，滤过，滤液蒸干，残渣加乙醇0.5 ml使溶解，作为供试品溶液。根据《中国药典》（2015年版）牛黄解毒丸〔鉴别〕（2）项下自"另取胆酸"起试验，显相同的结果。

（4）取本品1片，研细，加甲醇20 ml，超声处理15分钟，滤过，取滤液10 ml，蒸干，残渣加水10 ml使溶解，加盐酸1 ml，加热回流30分钟，放冷，用乙醚振摇提取2次，每次20 ml，合并乙醚液，蒸干，残渣加三氯甲烷2 ml使溶解，作为供试品溶液。另取大黄对照药材0.1 g，同法制成对照药材溶液。再取大黄素对照品，加甲醇制成每1 ml含1 mg的溶液，作为对照品溶液。照薄层色谱法（通则0502）试验，吸取上述三种溶液各4 μl，分别点于同一以羧甲基纤维素钠为黏合剂的硅胶H薄层板上，以石油醚（30~60 ℃）–甲酸乙酯–甲酸（15：5：1）的上层溶液为展开剂，展开，取出，晾干，置紫外光灯（365 nm）下检视。供试品色谱中，在与对照药材色谱相应的位置上，显相同的5个橙黄色荧光主斑点；在与对照品色谱相应的位置上，显相同的橙黄色荧光斑点；置氨蒸气中熏后，斑点变为红色。

（5）取本品4片，研细，加乙醚30 ml，超声处理15分钟，滤过，弃去乙醚，滤渣挥尽乙醚，加甲醇30 ml，超声处理15分钟，滤过，滤液蒸干，残渣加水20 ml，加热使溶解，滴加盐酸调节pH值至2~3，加乙酸乙酯30 ml振摇提取，分取乙酸乙酯液，蒸干，残渣加甲醇1 ml使溶解，作为供试品溶液。另取黄芩苷对照品，加甲醇制成每1 ml含1 mg的溶液，作为对照品溶液。照薄层色谱法（通则0502）试验，吸取上述两种溶液各5 ul，分别点于同一以含4%醋酸钠的羧甲基纤维素钠溶液为黏合剂的硅胶G

薄层板上，以乙酸乙酯 – 丁酮 – 甲酸 – 水（5∶3∶1∶1）为展开剂，展开，取出，晾干，喷以1%三氯化铁乙醇溶液。供试品色谱中，在与对照品色谱相应的位置上，显相同颜色的斑点。

（6）取本品20片（包衣片除去包衣），研细，加石油醚（30~60℃）– 乙醚（3∶1）的混合溶液30 ml，加10%亚硫酸氢钠溶液1滴，摇匀，超声处理5分钟，滤过，弃去滤液，滤纸及滤渣置90℃水浴上挥去溶剂，加三氯甲烷30 ml，超声处理15分钟，滤过，滤液置90℃水浴上蒸至近干，放冷，残渣加三氯甲烷 – 甲醇（3∶2）的混合溶液1 ml使溶解，离心，取上清液作为供试品溶液。另取人工牛黄对照药材20 mg，加三氯甲烷20 ml，加10%亚硫酸氢钠溶液1滴，摇匀，自"超声处理15分钟"起，同法制成为对照药材溶液。照薄层色谱法（通则0502）试验，吸取上述两种溶液各2~10 μl，分别点于同一硅胶G薄层板上，以石油醚（30~60℃）– 三氯甲烷 – 甲酸乙酯 – 甲酸（20∶3∶5∶1）的上层溶液为展开剂，展开，取出，晾干，置日光及紫外光灯（365 nm）下检视。供试品色谱中，在与对照药材色谱相应的位置上，显相同颜色的斑点及荧光斑点；加热后，斑点变为绿色。

【检查】

（1）三氧化二砷　取本品适量（包衣片除去包衣），研细，精密称取1.52 g，加稀盐酸20 ml，搅拌1小时，滤过，残渣用稀盐酸洗涤2次，每次10 ml，搅拌10分钟，洗液与滤液合并，置500 ml量瓶中，加水稀释至刻度，摇匀。精密量取5 ml，置10 ml量瓶中，加水至刻度，摇匀。精密量取2 ml，加盐酸5 ml与水21 ml，照砷盐检查法（通则0822第一法）检查，所显砷斑颜色不得深于标准砷斑。

（2）其他　应符合片剂项下有关的各项规定（通则0101）。

【含量测定】　根据高效液相色谱法（通则0512）测定。

（1）色谱条件与系统适用性试验　以十八烷基硅烷键合硅胶为填充剂；以甲醇 – 水 – 磷酸（45∶55∶0.2）为流动相；检测波长为315 nm。理论板数按黄芩苷峰计算应不低于3000。

（2）对照品溶液的制备　取黄芩苷对照品适量，精密称定，加甲醇制成每1 ml含30 μg的溶液，即得。

（3）供试品溶液的制备　取本品20片（包衣片除去包衣），精密称定，研细，取0.6 g，精密称定，置锥形瓶中，加70%乙醇30 ml，超声处理（功率250 W，频率33 kHz）20分钟，放冷，滤过，滤液置100 ml量瓶中，用少量70%乙醇分次洗涤容器和残渣，洗液滤入同一量瓶中，加70%乙醇至刻度，摇匀；精密量取2 ml，置10 ml量瓶中，加

70%乙醇至刻度，摇匀，即得。

（4）测定法　分别精密吸取对照品溶液5 μl与供试品溶液10 μl，注入液相色谱仪，测定，即得。

本品每片含黄芩以黄芩苷（$C_{21}H_{18}O_{11}$）计，小片不得少于3.0 mg；大片不得少于4.5 mg。

三、注意事项

（1）使用高效液相色谱仪时，如仪器出现故障，应及时报告专业维修单位或专职维修人员。

（2）实验过程中要注意安全。

（3）使用完毕，须在记录本上记录使用情况。

四、思考题

1. 牛黄解毒片检查项目下包括哪些内容？

2. 高效液相色谱仪包括几大系统，操作步骤是什么？

五、实训报告

检验报告

产品名称		进厂编号	
供货数量		批　　号	
请验单位		规　　格	
检验日期		报告日期	
生产厂家			
检验依据			
检验项目	标准规定	检验数据	检验结论
【性状】 性状1 性状2 性状3			
【鉴别】 鉴别1 鉴别2 鉴别3 鉴别4 鉴别5 鉴别6			
【检查】 三氧化二砷			
【含量测定】			
【结论】			

检验人：　　　　　　　　　　　　　　　　　　　复核人：

实训二十一 三黄片的检验

一、实训目的

掌握 三黄片全面检验的一般步骤和实训技能；检验报书的正确书写方法。

二、实训内容

（一）仪器与材料

1. **仪器** 显微镜、三号筛、托盘天平、乳钵、锥形瓶、容量瓶（50 ml、100 ml、250 ml）、冷凝管、长颈漏斗、烧瓶、滤纸、铁架台、量瓶、具塞锥形瓶、高效液相色谱仪、硅胶G薄层板等。

2. **材料** 甲醇、乙酸乙酯、丁酮、甲酸、环己烷、三氯甲烷、0.1%磷酸溶液、无水乙醇、30%乙醇、盐酸、十八烷基硅烷键合硅胶、乙腈、磷酸二氢钾、十二烷基硫酸钠。

（二）方法与步骤

查阅资料，设计方案，参考《中国药典》（2015年版）一部、四部。

三黄片（Sanhuang Pian）

【处方】

大黄	300 g
盐酸小檗碱	5 g
黄芩浸膏	21 g

【性状】 本品为糖衣或薄膜衣片，除去包衣后显棕色；味苦，微涩。

【制法】 以上三味，黄芩浸膏系取黄芩，加水煎煮三次，第一次1.5小时，第二次1小时，第三次40分钟，合并煎液，滤过，滤液用盐酸调节pH至1~2，静置1小时，取沉淀，用水洗涤使pH至5~7，烘干，粉碎成细粉。取大黄150 g，粉碎成细粉，剩余大黄粉碎成粗粉，用30%乙醇回流提取三次，滤过，合并滤液，回收乙醇并减压浓缩成稠膏，加入大黄细粉、盐酸小檗碱细粉、黄芩浸膏细粉及适量辅料，混匀，制成颗粒，干燥，压制成1000片，包糖衣或薄膜衣；或压制成500片，包薄膜衣，即得。

【鉴别】

（1）取本品，置显微镜下观察：草酸钙簇晶大，直径60~140 μm（大黄）。

（2）取本品5片，除去包衣，研细，取0.25 g加甲醇5 ml，超声处理5分钟，滤过，滤液作为供试品溶液。另取盐酸小檗碱对照品，加甲醇制成每1 ml含0.2 mg的溶液；再取黄芩苷对照品，加甲醇制成每1 ml含1 mg的溶液，作为对照品溶液。照薄层色谱法（通则0502）试验，吸取上述三种溶液各3~5 μl，分别点于同一硅胶GF254薄层板上，以乙酸乙酯-丁酮-甲酸-水（10∶7∶1∶1）为展开剂，展开，取出，晾干，分别在紫外光（365 nm）灯和紫外光（254 nm）灯下检视。供试品色谱中，在与盐酸小檗碱对照品色谱相应的位置上，紫外光（365 nm）下显相同颜色的荧光斑点；在与黄芩苷对照品色谱相应的位置上，紫外光（254 nm）下显相同颜色的斑点。

（3）取〔鉴别〕（2）项下的供试品溶液作为供试品溶液。另取大黄对照药材0.2 g，加甲醇3 ml，超声处理5分钟，取上清液作为对照药材溶液。照薄层色谱法（通则0502）试验，吸取上述两种溶液各5 μl，分别点于同一硅胶G薄层板上，以环己烷-乙酸乙酯-甲酸（12∶3∶0.1）为展开剂，展开，取出，晾干，置紫外光（365 nm）灯下检视。供试品色谱中，在与对照药材色谱相应的位置上，显相同颜色的荧光斑点。

【检查】

（1）土大黄苷　取本品小片2片或大片1片，糖衣片除去糖衣，研细，加甲醇15 ml，加热回流30分钟，放冷，滤过，滤液作为供试品溶液。另取土大黄苷对照品，加甲醇制成每1 ml含0.3 mg的溶液，作为对照品溶液。照薄层色谱法（通则0502）试验，吸取上述两种溶液各2 μl，分别点于同一硅胶G薄层板上，以三氯甲烷-甲醇-甲酸-水（100∶30∶2∶3）为展开剂，展开，取出，晾干，置紫外光（365 nm）灯下检视。供试品色谱中，在与对照品色谱相应的位置上，不得显相同颜色的荧光斑点。

（2）其他　应符合片剂项下有关的各项规定（通则0101）。

【含量测定】

1. 大黄　根据高效液相色谱法（通则0512）测定。

（1）色谱条件与系统适用性试验　以十八烷基硅烷键合硅胶为填充剂；以甲醇-0.1%磷酸溶液（85∶15）为流动相；检测波长为254 nm。理论板数按大黄素峰计算应不低于2000。

（2）对照品溶液的制备　取大黄素对照品和大黄酚对照品适量，精密称定，加无水乙醇-乙酸乙酯（2∶1）的混合溶液制成每1 ml含大黄素10 μg、大黄酚25 μg的混合溶液，即得。

（3）供试品溶液的制备　取本品20片，除去包衣，精密称定，研细（过三号筛），取0.26 g，精密称定，置锥形瓶中，精密加入乙醇25 ml，称定重量，加热回流1小时，放冷，用乙醇补足减失的重量，摇匀，滤过，精密量取续滤液10 ml，置烧瓶中，蒸干，加30%乙醇-盐酸（10∶1）的混合溶液15 ml，置水浴中加热回流1小时，立即冷却，用三氯甲烷强力振摇提取4次，每次15 ml，合并三氯甲烷液，蒸干，残渣用无水乙醇-乙酸乙酯（2∶1）的混合溶液溶解，转移至25 ml量瓶中，并稀释至刻度，摇匀，滤过，取续滤液，即得。

（4）测定法　分别精密吸取对照品溶液与供试品溶液各10μl，注入液相色谱仪，测定，即得。

本品每片含大黄以大黄素（$C_{15}H_{10}O_5$）和大黄酚（$C_{15}H_{10}O_4$）的总量计，小片不得少于1.55 mg；大片不得少于3.1 mg。

2. 盐酸小檗碱　根据高效液相色谱法（通则0512）测定。

（1）色谱条件与系统适用性试验　以十八烷基硅烷键合硅胶为填充剂；以乙腈-水（1∶1）（每1000 ml中加入磷酸二氢钾3.4 g和十二烷基硫酸钠1.7 g）为流动相；检测波长为265 nm。理论板数按盐酸小檗碱峰计算应不低于3000。

（2）对照品溶液的制备　取盐酸小檗碱对照品适量，精密称定，加甲醇制成每1 ml含0.1 mg的溶液，即得。

（3）供试品溶液的制备　取本品10片，除去包衣，精密称定，研细，取0.1 g，精密称定，置具塞锥形瓶中，精密加入甲醇-盐酸（500∶1）的混合溶液20 ml密塞，称定重量，超声处理（功率160 W，频率40 kHz）30分钟，放冷，再称定重量，用甲醇补足减失的重量，摇匀，滤过，取续滤液，即得。

（4）测定法　分别精密吸取对照品溶液5~10 μl、供试品溶液10 μl，注入液相色谱仪，测定，即得。

本品每片含盐酸小檗碱（$C_{20}H_{17}NO_4 \cdot HCl \cdot 2H_2O$），小片应为4.0~5.8 mg；大片应为8.0~11.5 mg。

3. 黄芩浸膏　根据高效液相色谱法（通则0512）测定。

（1）色谱条件与系统适用性试验　以十八烷基硅烷键合硅胶为填充剂；以甲醇-0.1%磷酸溶液（40∶60）为流动相；检测波长为280 nm。理论板数按黄芩苷峰计算应不低于3000。

（2）对照品溶液的制备　取黄芩苷对照品适量，精密称定，加甲醇制成每1 ml含

25 μg 的溶液，即得。

（3）供试品溶液的制备　取本品10片，除去包衣，精密称定，研细，取约0.1 g，精密称定，置具塞锥形瓶中，精密加入70%甲醇25 ml，密塞，称定重量，超声处理（功率160 W，频率50 kHz）10分钟，放冷，再称定重量，用70%甲醇补足减失的重量，摇匀，滤过，精密量取续滤液1 ml，置10 ml量瓶中，加70%甲醇至刻度，摇匀，滤过，取续滤液，即得。

（4）测定法　分别精密吸取对照品溶液与供试品溶液各10 μl，注入液相色谱仪，测定，即得。

本品每片含黄芩浸膏以黄芩苷（$C_{21}H_{18}O_{11}$）计，小片不得少于13.5 mg；大片不得少于27.0 mg。

三、注意事项

1. 使用高效液相色谱仪时，如仪器出现故障，应及时报告专业维修单位或专职维修人员。

2. 实验过程中要注意安全。

3. 使用完毕，须在记录本上记录使用情况。

四、思考题

1. 三黄片检查项目下包括哪些内容？

2. 高效液相色谱仪包括几大系统，操作步骤是什么？

五、实训报告

检验报告

产品名称		进厂编号	
供货数量		批　　号	
请验单位		规　　格	
检验日期		报告日期	
生产厂家			
检验依据			
检验项目	标准规定	检验数据	检验结论
【性状】 性状1 性状2 性状3			
【鉴别】 鉴别1 鉴别2 鉴别3			
【检查】 土大黄苷			
【含量测定】			
【结论】			

检验人：　　　　　　　　　　　　　　　　　复核人：

| 第四部分 |

附录

附录一 药品抽样记录及凭证

抽样单位：   检验单位：   抽样日期： 年 月 日

药品通用名：   药品商品名：

生产单位（含配制单位或产地）名称：

生产单位详细地址：   省（市、区）   市   县   街   号

制剂规格：   包装规格：

批号：   效期：

批准文号：

被抽样单位：

被抽样单位地址：   省（市、区）   市   县   街   号

被抽样单位联系人：   被抽样单位电话：   邮编：

1．药品类别：   注：是 ☑ 否 ☒

（1）药用原料 □中间体（半成品） □辅料 □中药材 □饮片 □包装材料

（2）药品制剂 □抗生素 □生化药 □中成药 □生物制品 □诊断试剂

（3）特殊药品 □放射性药品 □麻醉药品 □医疗用毒性药品 □精神药品

2．外包装情况 □无破损 □无水迹 □无霉变 □无虫蛀 □无污染

3．抽样地点 □生产单位 □医院制剂 □经营单位（批发 □ 零售□）□医疗机构 □仓库 □货架 □其他

4．药品保存状态 温度 ℃ 湿度 %

5．抽样情况

（1）样品包装 □玻瓶 □纸盒 □塑料袋 □铝塑 □其他

（2）抽样数量

（3）抽样说明

抽样单位经手人签名：   检验单位经手人签名：

被抽样单位经手人签名（盖章）：

　　注：本凭证一式三联，第一联（黑）抽样单位留存，第二联（绿）送被抽样单位，第三联（红）随检品送检验单位。

附录二 药品复验申请表

申请复验单位名称			（盖章）
申请复验单位地址			
申请复验单位 联系电话		邮编	
申请复验单位经办人		申请复验日期	
申请复验的药品名称			
批号		规格/型号	
复验药品的标示 生产或配制单位			
原药品检验机构名称		原药品检验报告编号	
申请复验项目及理由			（如填写不下，可另附纸）
受理复验的药品 检验机构名称			
受理复验申请经办人		受理复验申请日期	
受理复验单位意见			
备注			

附录三　药品检验原始记录

检验单号：

品　　名		批　　号	
数　　量		规　　格	
产　　地		取样数量	
包　　装		检验日期	
检验目的		报告日期	
检验依据			

【性状】

结果：

【鉴别】

（1）显微鉴别

横截面：

结果：

粉末：

结果：

（2）性状鉴别

标准规定：

结论：

（3）化学反应鉴别

标准规定：

结论：

【检查】

【杂质】　不得过XX%　（见2015年版中国药典）

杂质称重：　　　（g）

杂质计算结果为：　　　%（标准规定不得过XX%）

结果：

【膨胀度】　应不低于4.0　（见2015年版中国药典）

温度：　　　（℃）　　　　　　　相对湿度：　　　（%）

电子天平型号：CP214　　　　　溶剂：水

样品编号	1#	2#	3#
干燥品称重：	g	g	g
第一次样品膨胀后体积：	ml	ml	ml
第二次样品膨胀后体积：	ml	ml	ml

（两次差异不超过0.1 ml）

膨胀度计算结果为：　　　　　（标准规定不低于4.0）

结果：

【水分】 不得过12.0%（见2015年版《中国药典》）

温度：　　（℃）　　　　相对湿度：　　（%）

烘箱型号：　　　　　电子天平型号：

样品编号	1#	2#
第一次称量瓶干燥（105℃ 3小时）	（g）	（g）
第二次称量瓶恒重（105℃ 1小时）	（g）	（g）
样品称重	（g）	（g）
第一次称量瓶+样品干燥（105℃ 5小时）	（g）	（g）
第二次称量瓶+样品恒重（105℃ 1小时）	（g）	（g）

水分计算结果为：　　（%）（标准规定不得过12.0%）

　　　　　　　　　　　　　　　　结果：

【总灰分】 不得过4.0%（见2015年版《中国药典》）

温度：　　（℃）　　　　相对湿度：　　（%）

马福炉型号：　　　　　电子天平型号：

样品编号	1#	2#
第一次坩埚称重（600℃ 3小时）	（g）	（g）
第二次坩埚恒重（600℃ 0.5小时）	（g）	（g）
样品称重	（g）	（g）
第一次坩埚+残渣称重（600℃ 3小时）	（g）	（g）
第二次坩埚+残渣恒重（600℃ 0.5小时）	（g）	（g）

总灰分计算结果为：　　（%）（标准规定不得过4.0%）

　　　　　　　　　　　　　　　　结果：

【酸不溶性灰分】 不得过3.0%（见2015年版《中国药典》）

温度：　（℃）　　　　相对湿度：　（%）

马福炉型号：　　　　电子天平型号：

样品编号	1#	2#
第一次坩埚+滤渣称重（600℃ 3小时）	（g）	（g）
第二次坩埚+滤渣称重（600℃ 0.5小时）	（g）	（g）
酸不溶性灰分计算结果为：　（%）（标准规定不得过3.0%）		

结果：

【浸出物】 不得少于5.0%　（见2015年版《中国药典》）

取供试品　g，加乙醇100 ml，静置1小时，回流1小时，精密滤取25 ml，105℃烘3小时，置干燥器中冷却30分钟，迅速精密称重。

温度：　（℃）　　　　相对湿度：　（%）

烘箱型号：　　　　电子天平型号：

样品编号	1#	2#
第一次蒸发皿称重（105℃ 3小时）	（g）	（g）
第二次蒸发皿恒重（105℃ 1小时）	（g）	（g）
样品称重	（g）	（g）
蒸发皿+浸出物称重（105℃ 3小时）	（g）	（g）

本品浸出物计算公式：

$$浸出物（\%）=\left[（m_2-m_0）\times100\right]/（25\times m_1）\times100\%$$

式中，m_0——蒸发皿重量（g）；m_1——样品重（g）；m_2——干燥后蒸发皿+浸出物重（g）。

1#浸出物=　（%）

2#浸出物=　（%）

浸出物平均值为：　（%）　（标准规定不得少于5.0%）

结果：

【含量测定】

<table>
<tr><td colspan="3">【含量测定】—滴定分析</td></tr>
<tr><td>滴定液F值：</td><td>滴定度（T）：</td><td>滴定管： 色   ml</td></tr>
<tr><td>取样量： 支</td><td>每只容量（ml）：</td><td>标示量： g/支</td></tr>
</table>

数据记录：

	样品Ⅰ	样品Ⅱ	样品Ⅲ
样品取量（ml）：			
消耗滴定液体积（ml）：	终读数	终读数	终读数
	− 初读数	− 初读数	− 初读数
	体积	体积	体积

样品Ⅰ：标示量（%）=

样品Ⅱ：标示量（%）=

样品Ⅲ：标示量（%）=

《中国药典》标准规定：

【检验结果】

检验人：   校对人：   共 页 第 页

【含量测定】—光谱分析

紫外分光度仪：　　　　　波长：λ=420 nm　　　　比色皿：石英比色皿

取样量：　　支　　　　　每只容量（ml）：　　　　标示量：　　g/支

数据记录：

	样品 I	样品 II	样品 III

样品取量（ml）

对照品吸光度（A_R）：

供试品吸光度（A_X）

样品 I ：标示量（%）=

样品 II ：标示量（%）=

样品 III ：标示量（%）=

《中国药典》标准规定：

【检验结果】

检验人：　　　　　　　　　校对人：　　　　　　　　　　　　共 页 第 页

【含量测定】一色谱分析

取样量： 粒/片 总粒/片重（g）： 标示量： g/支

数据记录：对照品的浓度（mg/ml） $C_R=$

| | 样品Ⅰ | 样品Ⅱ | 样品Ⅲ |

样品取量（g）：

对照品吸收峰面积（A_R）：

供试品吸收峰面积（A_X）

样品Ⅰ：标示量（%）=

样品Ⅱ：标示量（%）=

样品Ⅲ：标示量（%）=

《中国药典》标准规定：

【检验结果】

检验人： 校对人： 共 页 第 页

附录四 药品检验报告

检品名称			
生产单位			
剂　型		规　格	
批　号		有 效 期	
包　装		检验数量	
检验目的		检验项目	
检验日期		报告日期	
检验依据			

检验结论：

检验报告人：　　　　　　　　　　　　　　　审核人：

附录五　实训评价

测评项目	仪器选择	操作规范性	终点判断	测定结果准确性	原始记录	报告规范	报告完整性	清洁
分值	10分	15分	10分	10分	15分	15分	15分	10分
学生自评								
教师考评								
实际得分								

附录六　药品薄层色谱鉴别检验记录

日期：　　　　　　　温度：　　　　　　　相对湿度：		
检验编号：		
检品名称：		
生产厂家：		
批号：		
检验依据：		
仪器信息：		
名称：　　　　编号：　　　　使用前状态：　　　　使用后状态：		
试剂和材料：		
操作：		
色谱条件		
点样量：		
展开剂：		
展开距离：		
检视方法：		
显色条件：		
溶液的制备：		
结果：（见附图）		
标准规定：		
结论：		

检验人：　　　　　　　　　　　　　　　校对人：

附录七 单剂量分装的颗粒剂装量差异检查原始记录

检品名称：   检验日期：

批号：   规格：

检验依据：

检查法（单剂量分装的）：取供试品 袋（瓶），分别称定每袋（瓶）内容物的重量。

天平：

规定：每袋（瓶）的重量与标示装量相比较，超出限度的不得多于2袋（瓶），并不得有1袋（瓶）超出限度1倍。

标示装量：每袋（瓶） g

限度为：

标示装量	装量差异限度
1.0 g 或 1.0 g 以下	± 10%
1.0 g 以上至 1.5 g	± 8%
1.5 g 以上至 6 g	± 7%
6 g 以上	± 5%

结果：

结论：

检验人：   复核者：